广西高等学校重点教材立项项目
广西高等学校高水平创新团队及卓越学者计划资助

中国壮医经筋学

林 辰　黄敬伟　著

U0397092

广西科学技术出版社

图书在版编目（ＣＩＰ）数据

中国壮医经筋学 / 林辰著. —南宁：广西科学技术出版社，2020.1（重印）

ISBN 978-7-5551-0305-9

Ⅰ.①中… Ⅱ.①林… Ⅲ.①壮族—民族医学—经筋穴位疗法 Ⅳ.① R291.8

中国版本图书馆 CIP 数据核字（2014）第 250819 号

Zhongguo Zhuangyi Jingjinxue

中国壮医经筋学

林 辰 黄敬伟 著

策　　划：黎志海		责任编辑：黎志海	
封面设计：李寒林		责任校对：夏晓雯	
责任印制：韦文印			

出　版　人：卢培钊　　　　　　　　出版发行：广西科学技术出版社

社　　　址：南宁市东葛路 66 号　　　邮政编码：530023

网　　　址：http://www.gxkjs.com

经　　　销：全国各地新华书店

印　　　刷：广西恒邦彩色印刷有限公司

地　　　址：南宁市高新区振华路 28 号　　邮政编码：530007

开　　　本：787mm×1092mm　1/16

字　　　数：185 千字　　　　　　　　　印　　张：12.5

版　　　次：2020 年 1 月第 1 版第 2 次印刷

书　　　号：ISBN 978-7-5551-0305-9

定　　　价：45.00 元

序

　　壮医经筋学是壮医外治学的重要组成部分，是壮医学的重要临床学科领域之一，已在医疗临床工作中应用多年，深受广大患者的青睐。

　　经筋首次记载于《黄帝内经》，是中医经络学的重要组成部分。由于有经无穴，一直没有在针灸学中使用，濒于失传。当代以黄敬伟为代表的壮医师对历代壮医医家经筋疗法的学术思想及临床经验进行了总结和整理，并在壮族地区推广使用。

　　首批广西卓越学者、广西名中医、广西五一劳动奖章获得者林辰教授继承国家首批名老民族医专家、壮医经筋专家黄敬伟主任医师的遗志，多年来精于研索，勤于临床，理论与实践并重，大胆采用现代科研方法，将古老的壮医经筋术与现代医学知识结合起来进行研究，研究结果显示出壮医经筋疗法的科学价值及其丰富的内涵，这对壮医经筋学传承与创新是极好的尝试。林辰教授所著的《中国壮医经筋学》，不仅论述了历代壮医医家的经筋学术思想和医疗经验，也融入了近三十年来壮医经筋疗法基础研究与临床实践所取得的新经验、新认识和新成果，充分展现林辰教授所秉持传承与创新并举的理念。

　　壮医经筋术是壮医独具特色的诊疗技术，当前现代科学技术的迅猛发展与崇尚自然、回归传统潮流并存，民族医药将日益凸现其自身的民族特色，也将日益模糊与其他医学学科特别是现代医学的学科界限。《中国壮医经筋学》的出版，不仅将对壮医经筋术的传承与发展起到重要的推动作用，也将对传统医药适宜技术的推广助一臂之力，更为广大经筋疗法爱好者、医者提供重要的临床研究参考和有益的帮助。壮医经筋学作为一门古老而新兴的学科，正以其独特的魅力和旺盛的生命力为人类的健康做出更卓越的贡献。

韦英才

2014 年 11 月

注：韦英才是主任医师、广西民族医药研究院院长、广西壮医医院院长、中国医师奖获得者、全国临床重点专科壮医经筋推拿科学科带头人、广西政协委员、广西反射疗法保健协会会长、广西民族医药协会执行会长、壮医经筋专业委员会主任委员。

前　言

　　壮医经筋疗法是在继承和借鉴中医经筋理论的基础上，在壮医理论的指导下，以壮医经筋手法专家黄敬伟主任医师为代表的历代壮医医家在长期的医疗实践中，不断研究探索与扩展创新，逐渐形成并完善成体系的一种外治疗法。壮医经筋学是壮医学的重要组成部分，是壮族文化和传统医学的宝贵遗产，具有悠久的历史及丰富的内涵。壮医经筋疗法不仅在壮族民间作为防病治病的主要技法长期流传，而且在各级医疗单位特别是在基层医疗单位临床中也广为应用，并以其操作简单、应用方便、疗效显著等优点深受广大患者的欢迎，对壮族人民乃至国内外其他兄弟民族的防病治病做出了积极的贡献。

　　随着壮医经筋疗法基础与临床研究的不断深入以及临床经验的不断积累，一些新经验、新认识、新成果不断涌现。为了弘扬壮医经筋学，使其在传承的基础上更快、更好地发展与提升，使其临床服务能力更强、范围更广，使更多人受益于壮医经筋疗法，我们查阅了大量古今相关的资料，深入壮族民间，对历代医家的壮医经筋学术思想和丰富的医疗经验进行更全面、更深度地挖掘，更系统地整理研究，并融入近三十年来壮医经筋疗法基础与临床实践研究所取得的创新性成果，以壮医经筋学及壮医经筋疗法的基本概念、历史沿革、经筋生理病理机制、经筋症状及病灶、经筋循行及筋结病灶分布、经筋病的诊查方法、经筋病的治则治法及经筋病的治疗等内容为主要纲领展开，撰写成《中国壮医经筋学》。

　　《中国壮医经筋学》结构严谨，思路清晰、内容翔实，将壮医经筋疗法传承与创新融为一体，力求使读者体会古老壮医经筋疗法的精髓，同时领略现代壮医经筋学的风貌。期望本书的出版，有助于将壮医经筋诊疗方法条理化、系统化和规范化，有助于壮医经筋学高级人才的培养和壮医经筋学科的发展壮大，推动壮医学科的进一步发展。

　　在本书的撰写过程中，得到黄敬伟主任医师的嫡孙——南宁市黄氏经筋门诊负责人黄雯波、嫡孙女——凭祥市黄氏经筋门诊负责人黄芳琴和覃斌宁的鼎力支持和帮助，并在他们的门诊进行了一系列的临床验证研究工作。

　　本书成书之时，得到了广西民族医药研究院院长、全国临床重点专科壮医经筋推拿科带头人、广西民族医药协会执行会长、广西反射疗法保健协会会长、壮医经筋手法专家韦英才教授的悉心指导，他对本书的编撰提出了许多宝贵的意见，在此表示衷心的感谢！

由于时间紧迫、著者水平有限和经验不足，本书错漏或不当之处在所难免，恳请广大同仁给予宽容、批评和理解，以便我们在今后临证工作中不断总结和深入研究。相信经过时间的沉淀、岁月的积累，壮医经筋疗法会在传承的基础上不断创新，不断改进、补充和完善。

著 者

2014 年 11 月

目　　录

第一章　概论 ………………………………………………… 1

第一节　概述 ………………………………………… 1

第二节　经筋学的起源与发展 …………………… 8

第三节　经筋与人体各组织之间的关系 ……… 15

第四节　壮医经筋"四维相代"学说 …………… 18

第五节　壮医经筋"节交会"学说 ……………… 19

第六节　壮医经筋"气街"学说 ………………… 23

第二章　经筋生理功能及病因病机 ……………… 26

第一节　经筋的生理功能 ………………………… 26

一、经筋的生理特点 …………………………… 27

二、经筋的功能与作用 ………………………… 29

第二节　经筋的病因病机 ………………………… 32

一、经筋的病因 ………………………………… 32

二、经筋的病机 ………………………………… 34

第三章　经筋病的症状及经筋病灶 ……………… 39

第一节　壮医经筋病的症状 ……………………… 39

第二节　壮医经筋病灶 …………………………… 41

第四章　经筋的循行及筋结病灶分布 …………… 45

第一节　经筋的循行和分布 ……………………… 45

一、手太阳经筋的循行和分布 ……………… 45

二、手少阳经筋的循行和分布 ……………… 46

三、手阳明经筋的循行和分布 ……………… 48

四、手太阴经筋的循行和分布 ……………… 49

五、手少阴经筋的循行和分布 ……………… 51

六、手厥阴经筋的循行和分布 ……………… 52

七、足太阴经筋的循行和分布 ……………… 54

八、足少阴经筋的循行和分布 ……………… 55

九、足厥阴经筋的循行和分布 ……………… 57

十、足太阳经筋的循行和分布 ……………………… 59

十一、足少阳经筋的循行和分布 …………………… 60

十二、足阳明经筋的循行和分布 …………………… 62

第二节　常见的筋结病灶及其分布 ………………… 63

一、常见的筋结病灶好发区 ………………………… 63

二、常见的筋结病灶分布图 ………………………… 66

三、天部的筋结病灶分布图 ………………………… 68

四、人部的筋结病灶分布图 ………………………… 70

五、地部的筋结病灶分布图 ………………………… 71

第五章　经筋病的诊查方法 ………………………… 72

第一节　壮医经筋查灶法 …………………………… 72

一、壮医经筋查灶法的定义 ………………………… 72

二、壮医经筋查灶的要求和方法 …………………… 73

第二节　壮医经筋病灶的特点和特征 ……………… 74

一、壮医经筋病灶的特点 …………………………… 74

二、经筋病灶的形态特征 …………………………… 76

第三节　经筋病灶的诊查 …………………………… 79

一、常见经筋区域病灶的诊查 ……………………… 79

二、腰三角肋弓窝肌筋束劳伤经筋查灶法 ………… 84

三、多维性病灶的诊查 ……………………………… 84

四、经筋查灶法的作用 ……………………………… 85

第四节　常见筋结病灶的阳性体征类型 …………… 86

第六章　经筋病的治疗原则及治疗机理 …………… 93

第一节　经筋病的治疗原则 ………………………… 93

第二节　经筋病的治疗机理 ………………………… 95

第七章　壮医经筋治疗方法 ………………………… 98

第一节　壮医经筋手法 ……………………………… 98

一、壮医经筋的基本手法 …………………………… 99

二、壮医经筋的理筋手法 …………………………… 106

三、壮医理筋手法的基本功 ………………………… 111

四、壮医理筋手法图解 ……………………………… 113

　　第二节　壮医经筋针刺消灶法 ………………………………………… 119

　　　　一、壮医经筋针刺消灶法的定义 ………………………………… 119

　　　　二、壮医经筋针刺消灶法的施治原则 …………………………… 120

　　　　三、壮医经筋消灶法的针刺方法 ………………………………… 121

　　　　四、壮医经筋针刺消灶法的注意事项 …………………………… 124

　　第三节　壮医经筋拔罐疗法 …………………………………………… 125

　　第四节　壮医经筋三联疗法 …………………………………………… 127

　　第五节　壮医经筋综合疗法 …………………………………………… 128

　　第六节　常见经筋区的壮医经筋施治法 ……………………………… 129

第八章　壮医经筋病的治疗 ………………………………………… 134

　　第一节　头面部病症的治疗 …………………………………………… 134

　　　　一、头皮皮下静脉丛炎 …………………………………………… 134

　　　　二、偏头痛 ………………………………………………………… 135

　　　　三、颞动脉炎综合征 ……………………………………………… 137

　　　　四、筋性眩晕症 …………………………………………………… 138

　　　　五、脑囊肿术后后遗症 …………………………………………… 140

　　　　六、筛前神经综合征 ……………………………………………… 141

　　　　七、外展神经麻痹 ………………………………………………… 142

　　　　八、青少年近视眼 ………………………………………………… 143

　　　　九、面神经麻痹 …………………………………………………… 145

　　第二节　肩颈部病症的治疗 …………………………………………… 146

　　　　一、急性斜颈（落枕）…………………………………………… 146

　　　　二、肩胛提肌劳伤 ………………………………………………… 148

　　　　三、冈上肌综合征 ………………………………………………… 149

　　　　四、冈下肌综合征 ………………………………………………… 150

　　　　五、颈椎病 ………………………………………………………… 152

　　　　六、颈肩综合征 …………………………………………………… 155

　　　　七、网球肘（肱骨外上髁炎）…………………………………… 156

　　　　八、肋端综合征 …………………………………………………… 157

　　　　九、筋性瘀积隐形胸痛 …………………………………………… 159

　　　　十、筋性梅核气 …………………………………………………… 160

　　　　十一、筋性类冠心病 ……………………………………………… 161

第三节　腹部病症的治疗 ……………………………………… 162

　　一、筋性类肝病 ………………………………………… 162

　　二、筋性类肾绞痛症 …………………………………… 163

　　三、筋性类胃脘痛 ……………………………………… 165

　　四、颈胃综合征 ………………………………………… 167

　　五、筋性腹痛 …………………………………………… 168

　　六、溃疡病 ……………………………………………… 169

　　七、输卵管结扎术后腹痛 ……………………………… 171

　　八、腰椎体骨质增生症 ………………………………… 172

　　九、梨状肌损伤综合征 ………………………………… 173

第四节　腰部、下肢部病症的治疗 …………………………… 174

　　一、腰上三角肌筋劳损 ………………………………… 174

　　二、第三腰椎横突—臀上皮神经综合征 ……………… 176

　　三、腰肌劳损伴股外侧皮神经疼痛 …………………… 177

　　四、不明原因性下肢软瘫 ……………………………… 178

　　五、股四头肌损伤 ……………………………………… 179

第五节　全身性病症的治疗 …………………………………… 181

　　一、神经衰弱 …………………………………………… 181

　　二、慢性疲劳综合征 …………………………………… 182

　　三、冷症 ………………………………………………… 184

　　四、病窦综合征 ………………………………………… 185

　　五、中风后遗症 ………………………………………… 186

后记 ……………………………………………………………… 188

第一章　概　论

第一节　概　述

"经筋"一词最早出自《黄帝内经》，是经络系统在肢体外周的连属部分，与经脉同源共流，构成经络系统的主干线。壮医经筋疗法是在继承和借鉴中医经脉理论的基础上，以壮医理论为指导，以壮医经筋手法专家黄敬伟主任医师为代表的壮医医家在长期的医疗实践中创立的一种外治疗法。壮医经筋疗法具有适应证广、应用简便、疗效显著、经济安全等优点，千百年来深受广大壮族人民的欢迎，对壮族人民的健康繁衍做出了巨大的贡献。

（一）定义

1. 壮医经筋学

壮医经筋学是以壮医理论为指导，以经筋理论、手法、作用机制及临床应用为研究内容，探讨运用经筋疗法防病治病规律的一门传统医学学科。壮医经筋学是一门传承与创新并举的学科，不仅继承了历代壮医医家的经筋学术理论与医疗经验，而且不断融入了现代临床实践研究中所取得的新经验、新认识、新成果，使得该学科内容不断充实和完善。

2. 壮医经筋

关于经筋的名称，古往今来论述很多，有筋结、筋膜、筋骨、经筋之说等。壮医经筋理论的形成及临床实践受到《黄帝内经》理论的影响，因此壮医经筋的名称以及在人体的分布、循行与十二经脉基本一致。

十二皮部按阴阳关系，合为六个方位，分布在机体的表层。十二经别，贯通内外表里，联络脏腑，按手足阴阳关系，结成"六合"，拓展了十二经筋的分布范畴，维持着机体的正常生理运转。十二经筋，乃纵行于机体上下的主要干线，起着主宰整个筋肉系统的作用，同时紧密伴随经脉循行于周身，呈现"四维"立体象形，维系机体内外，贯通上下，连缀百骸，保证躯体的各种生理活动顺利进行。

《黄帝内经》对经筋的论述为宗筋，有狭义和广义之分。狭义者为前阴的代称，广义者指诸筋所聚之处。《素问·厥论》记载："前阴者，宗筋之所聚，太阴阳明之所合也。"即指狭义的宗筋。《素问·痿论》认为："阳明者，五脏六腑之海，主润宗筋，宗筋主束骨而利机关也。"这是指广义的宗筋。而《素问·五脏生成》则说："肝之合筋也，其荣爪也。"头面躯肢病征信息通过经筋网络汇集于指端的爪甲，脏腑荣枯，气血盛衰，皆可因经筋的传导引起指甲变化，因此有"爪为筋之余"的说法；爪甲在解剖组织虽不能与筋完全等同，但因其在功能上与筋具有统一性，故可以归属于中医学筋的范畴，其发生病变时也可以考虑从筋论治。

《灵枢·经筋》还明确说："十二经筋起于四肢爪甲，结于关节和骨骼部，终于头身。"其病候随循行和结聚部位而异，主要表现为经筋的拘挛、疼痛、抽搐和弛缓等。后世医家在此基础上不断充实、完善，如隋朝杨上善指出："十二经筋内行胸腹廓中，不入五脏六腑。"明代张介宾更明确提到经筋的功能特点："经筋连缀百骸，故维络周身，各有定位。"

3. 壮医经筋病

壮医经筋病是指人体由于外界环境或体内致病因素的作用，导致"三道两路"通道的功能障碍，人体肌筋系统发生病变，三气不能同步而致的全身性连锁反应，出现单纯型或复合型的肌肉筋结急、慢性受损而出现的以疼痛、可触及的有形的病理改变、功能异常导致的酸胀、僵硬、活动受限等症候群。

肌筋系统是机体组织结构的庞大体系，成分复杂，生理功能多样化，涉及面广，承受的任务繁重，受损伤的概率大，故经筋病症属临床常见病、多发病；不少疑难病症及未明原因的疼痛性疾病，可由经筋病损直接或间接导致。经筋病好发于各个年龄段，男女发病率没有太大的区别。

经筋病症的特点除临床常见的疼痛性、痉缩性及功能性障碍外，临床上还有痉缩结灶性、失衡性、压迫性、累及性以及累及演进性、隐蔽性、致疲劳性、症状类似性、多维性病症等特点。

4. 壮医经筋疗法

壮医经筋疗法是在壮医理论的指导下，以经筋学说为依据，运用壮医理筋手法、固灶刺筋法、循筋拔罐法等综合治疗手段，从局部对机体进行整体调理，畅通"三道两路"，以疏经通络、调和气血、解痉止痛为目的，从而恢复机体的内外平衡和天、地、人三气同步，用以预防和治疗疾病的一种独特的医疗和保健方法。其治疗方法遵循以痛为腧、以灶为腧和以节为腧的选穴原则，运用理筋手法、固灶刺筋法、循筋拔罐法等综合治疗手段直接作用于人体筋肉系统，是一种独特的手法—针刺—拔火罐—多维系列解锁的新型综合疗法，这些疗法广泛应用于筋性疾病的治疗。

壮医经筋疗法主要由三联施治法和多维系列解锁法等组成。

壮医经筋三联施治法也称壮医综合消灶法，是在遵循以痛为腧、以灶为腧、以节为腧的选穴原则的基础上，采用理筋手法、固灶刺筋法、经筋拔罐法等综合疗法治疗经筋病的独特方法。

壮医多维系列解锁法是在壮医三联施治法的基础上，加用系列解结、多维解锁、整体调机等更为复杂的施治术，从而使机体获得广泛的舒筋减压及以通得补、全面疏通的治疗效果的综合疗法。多维系列解锁法的使用，主要是由于经筋病有多维性筋结点的分布特点，针对一些疑难复杂的经筋疾病，使用多种疗法综合应用进行治疗。

壮医系列解结施治术是在使用理筋手法进行舒筋解结的基础上，针对不同类型的病灶，施以移行点刺、轻点刺络、病灶直刺等多种不同的针刺方法，以解除其紧张压迫，从而加以解结的治疗方法。

壮医整体调机施治术是通过综合理筋的手段，先找到机体节段调控的节点，施以边查灶边消灶的机能调整治疗，再结合局部的以灶为腧进行准确穴位治疗，以确保施治直达病所，消除影响机体功能失衡的因素。

（二）经筋的构成与特点

经筋是十二经脉之气结聚散络于筋肉关节的附属体系。古人以十二经筋总括全身之筋，把人体的筋肉组织隶属于十二经脉。经筋是十二经脉的连属部分，是经络系统的重要组成部分。研究经筋的构成与特点，对经筋疾病的临床治疗具有十分重要的指导意义。

1. 经筋的构成

经筋主要由十二经筋、十二经别及十二皮部三大部分构成，而以十二经筋为核心，包括人体全身皮肤、肌肉、肌腱、筋膜、韧带等有机联体结构，发挥"连缀百骸"、"维络周身"、"着藏经脉"，维护机体整体统一，护脏固腑，保证躯体发挥正常"趋势"活动等功能作用。

筋有狭义和广义之分。

在狭义的范围内，筋主要指肌腱、韧带和筋膜。《辞海》对筋的解释：一是附在骨上的韧带，引申为肌肉的通称；二是静脉的俗称，如青筋暴露；三是植物中的脉络状的组织，如筋叶；四是统指大筋、小筋、筋膜等，包括解剖学所说的韧带、肌腱、筋膜等。此外，脏腑胸膈之间的一些组织亦属此范畴，"凡肉理脏腑之间，其成片联络薄筋，皆谓之膜"。实际上，从《灵枢》所述的十二经筋的循行分布来分，经筋多起于四肢末端，结聚于腕、肘、肩、膝、股、脊柱、头角、胸等骨关节处，这些部位正是肌腱、韧带附着处。由此可知，所谓的筋是一种联络、保护关节、司运动的组织。

广义的筋则包括肌肉在内。《说文·筋部》从字面上对筋进行解释："筋，肉之力也。从力，从肉，从竹。竹，物之多筋者。""从竹者，以竹之为物多节，所以明其形也。"

首先，竹性柔韧，是古代壮族人民生活中常用的材料，不仅用来做劳动工具、筷子、席子、武器（如弓箭等），还用来织布，并称这种布为竹布。"竹，物之多筋者"，说明竹是富含纤维的物质；其次，肉是指肉体，身体。竹、肉、力合起来就是人体能产生力量的纤维组织。

从古人对筋的一些描述，并经过临床实践观察，经筋还应该包括部分周围神经。这是因为周围神经干和神经末梢循行分布于肌肉之中，再加上肌膜与神经外观相似，在当时的认识水平下，将其视为一体作为筋进行描述，这是可以理解的。如杨上善在描述经筋时就说："以筋为阴阳气之所资，中无有空，不得通于阴阳之气上下往来。"研究发现，"周围神经干颜色灰白，触之韧，行于肌肉之中，可能将此与肌肉的腔鞘相混淆，故统称为筋"。《灵枢·经筋》记载："手太阳之筋……结于肘内锐骨之后，弹之应小指之上。"这与刺激尺神经干的反应完全一致。对一部分经筋病变的研究，也表明了经筋与神经系统的一定关系，如足阳明之筋，可发生口眼歪斜，这明显与面神经相关。又如"左络于右，故伤左角，右足不用，命曰维筋相交"，说明古人已认识到一侧颅脑病变，可表现为侧肢体的功能异常，与现代对脑卒中等病变的研究非常相似。

此外，人体的四肢肌肉大致以纵向排列，借助于肌腱附着于关节，以其收缩而产生关节的运动，每一关节都是在肌肉的相互拮抗协调下完成其正常功能活动的，这体现了经筋的协调作用。根据经筋的走向分布，结合解剖学对肌肉系统研究的结果，经筋与人体浅层肌肉肌腱的分布起止和循行路径基本一致，两者在形态结构、生理功能及骨骼的关系等方面，具有相同的特点和规律。所以，经筋的实质就是肌肉系统的一部分功能。十二经筋主要表现与十二经脉密切相关的肌肉、肌腱、韧带、筋膜、神经等组织的体表分布方式和循行路线，以及在经气濡养下发挥的综合生理效应。

十二经筋的概念正是在广义的筋的基础上，说明筋肉按经脉进行归类所分成的十二部分，它体现了筋肉与经络的关系，以及其相对独立的功能，是十二经脉之气结聚散络于筋肉关节之间和相互关联的循行体系。主要作用是约束骨骼、调控关节的屈伸活动，以保持人体正常的运动功能。经筋学的内容，扩展了经络的临床应用范围。

2. **经筋的特点**

经筋是经络系统的重要组成部分，是对人体运动系统结构和功能的综合、概括。经气经经筋、络脉散络于筋肉关节，使人体保持正常的形态和运动功能。经筋的特点主要表现在四个方面。

（1）起止点独特，伴同名经脉分布，不入脏腑。

经筋的起点皆起于四肢末端，结于关节，终于头身，呈向心性的循行汇聚，伴同名经脉分布，与十二经脉的远体点基本一致。但是，经筋没有像十二经脉那样冠以脏腑之名，而直接称为足太阳经筋、足太阴经筋等。十二经筋皆起于四肢指、趾端，起点即同名经脉的起点或止点，循行于体表，不深入内脏，没有十二经脉那样的与脏腑的"属"、"络"关系，没有十二经脉那样的"手足三阳，手走头而头走足；手足三阴，足走腹而胸走手"的循行规律，没有十二经脉那样的始于肺手太阴之脉，终于肝足厥阴之脉，如环无端，终而复始，以次相传的流注顺序，也没有十二经脉那样的手太阴肺经交接于手阳明大肠经、手阳明交接于足阳明胃经、足阳明交接于足太阴脾经的阴阳表里两经以及同名经脉的交接程序。

经筋的止点，均止于头面、躯干及胸腔、腹腔。只有少数经筋止于一点，如手少阴经筋"下系于脐"，足少阴经筋"结于枕骨"，足厥阴经筋"结于阴器"。其他经筋止于多处，如足太阳经筋止于肩髃、风府穴、鼻、顺、完骨穴等处。此外，经筋的止点与经脉的近体点也不尽一致，甚至有些是完全"离经叛道"的，如足少阴肾经行于内脏，止于风府穴，其经筋则"循膂内挟脊，上至项，结于枕骨"。但正是由于经筋分布的复杂性和多样性，扩大了经脉的主治范围，对经筋病的临床治疗具有良好的指导作用。如选取足少阴肾经的涌泉穴、太溪穴治疗枕部的疼痛，就能收到良好的疗效。

（2）经筋呈较宽的立体分布，经筋之间通过结、聚、交、合的方式发生联系。

经筋主要循行于四肢、躯体、胸腔和腹腔，不是呈线状的分布，而是呈较宽的立体分布。如果说经脉循行是以线的概念走行，那么经筋就是以一较宽的主体面与经脉相伴而行，而且补充了十二经脉未至之处。再者，经筋的止点不同于起点，用点的概念已不能完全概括，因不少止点呈条状、束状、片状。如足太阴经筋"其内者着于脊"，附着于脊柱上，呈条束状；手厥阴经筋"散胸中，结于贲"，止于膈部，呈片（面）状。此外，经筋之间在人体特定的部位结、聚而发生联系，以加强彼此之间的协同作用，如足三阳、手阳明之筋皆结于颧部，足三阴、阳明之筋皆聚于阴器，手三阴之筋结合于贲（膈部）。相邻经筋之间还通过循行途中的相交、相合而发生联系，如足阳明之筋合少阳、太阳，手少阳之筋合手太阳，手少阴之筋交太阴。

（3）"结"为经筋循行的基本特点。

经筋在循行过程中，不断与邻近部位相"结"。这种边行边结的方式，使十二经脉之气不断散布于经筋所过之处的筋肉组织、关节骨骼。目前对"结"含义的理解尚未统一，有人认为"结"为结合，指经筋的聚拢处，为肌腱所在。也有人认为应从结构和功能两方面进行理解，首先，"结"不仅是经筋的聚拢之处，亦是经筋密布或散布之处，故"结"既可以是肌腱所在，亦可以是肌束所在，如足少阳经筋"起于小指次指，上结于踝"，此处之"结"是肌腱所在处，但其"……上走髀，前者结于伏兔之上"，则是指股四头肌束；其次，从功能的角度理解，"结"为经筋将十二经脉经气集中布散之处，多为关节、肌腱、肌束（群）所在，亦可是胸中、缺盆、贲等大的部位。只有这样，才能全面理解《灵枢》中经筋"结"的旨义。根据经筋循行部位、分布复杂程度等不同，"结"亦有多寡之异。一般来说，阴经"结"处较少，阳经"结"处较多。正如张介宾所说："经筋连缀百骸，故维络周身，各有定位。虽经筋所行之部，多与经脉相同，然其所结所盛之处，则唯四肢溪谷之间为最，以筋会于节也。"

（4）经筋的分布规律与经筋病候特点。

经筋的分布规律是手足三阳筋循行于躯体外背侧，多与肢体的伸展运动有关，手足三阴筋循行于躯体内腹侧，与肢体的曲收活动相关，而且经筋之间主要是以所结进行联系，所结之处，多条经筋交结相通；经筋病候则主要责之于躯体和四肢筋肉病变。

（三）经筋的分类

杨上善谓："筋有大筋、小筋、膜筋，维筋、缓筋等皆是大筋之别名也。"张介宾云："筋有刚柔，刚者所以束骨，柔者所以相维，亦犹经之有络，纲之有纪，故手足项背直行附骨之筋皆坚大，而胸腹头面支别横络之筋皆柔细也……而足三阴、阳明之筋皆聚于阴器，故曰前阴者，宗筋之所聚，此又筋之大会也。"显然，这种分类方法的依据主要是经筋的形态和功用。

经筋分类如下。

（1）大筋：人体粗大的筋肉，多分布于四肢胸背，它们共同构成经筋系统的主体，又称刚筋。

（2）小筋：人体细小的筋肉，多为大筋的分支，其交错联络，多分布于胸腹头面，又称柔筋。

（3）宗筋：为诸筋之汇，为刚劲有力的肌肉。亦指髋腹腰背的大筋，是腹直肌、髂腰肌、竖脊肌之类。还有宗筋为前阴之说。

（4）膜筋：为片状的肌肉，或者指包绕与肌肉外层的筋肉，亦指肌膜。

（5）维筋：维系筋的络脉，指网络的筋。

（6）膂筋：指脊柱两旁的肌肉，相当于竖脊肌等。

第二节　经筋学的起源与发展

《灵枢·经筋》不仅论述了十二经筋在机体循环的部位和途径，而且还描述了经筋的生理病理变化及征候特征，提出以痛为腧的诊疗原则和燔针劫刺的治疗方法。此外，《灵枢·经别》及《素问·皮部论》等亦阐述了经筋学的结构内容。

（一）萌芽时期

经筋疗法起源于石器时代。原始社会的人类一般居住在山洞或阴暗潮湿的地方，加上户外辛苦劳作，时常会发生筋肉关节损伤，即经筋病。出现病痛时，人们很自然地用手揉按、捶击以减轻疼痛，或用石块叩击、揉按患处，从而创造了以砭石为工具的医疗方法。

砭石是针具的前身，主要用来"切开痈肿，排脓放血"。随着人类的进步和社会的发展，不同形状及类型的医疗工具开始出现，并广为流传。石头、木头、竹子、青铜、金、银等均可制作治病工具，后来发展为九针。

《黄帝内经》记载："南方者，天地所长养，阳之所盛处也。其地下，水土弱，雾露之所聚也。其民嗜酸而食胕，故其民皆致理而赤色，其病挛痹，其治宜微针。故九针者，亦从南方来。"这里所说的九针，指的就是九种金属针，而南方则是包括了广西在内的中国南部地区。

《灵枢·九针论》所记载当时的金属针有九种，即镵针、员针、鍉针、锋针、铍针、员利针、毫针、长针和大针。《灵枢·九针十二原》记载：

"员针者，针如卵形，揩摩分间，不得伤肌肉，以泻分气。"可见员针为按摩用，是治疗经筋病的特殊工具。

公元前十三世纪甲骨文卜辞中记载"手病，臂病，关节病"，公元前十一世纪《周礼·天宫》记载"以酸养骨，以辛养筋，以咸养脉，以甘养肉"，说明已有经筋关节病的记载。

至春秋战国时代针具由砭石发展到金属针具，同时在火的发现与使用后，人们发现身体某一部位病痛时，用火烤会感到舒适或缓解，通过长期的实践，从各种植物施灸发展到艾灸，形成了灸法。灸、熨广泛用于疾病的治疗，大量医疗实践为经筋理论和经筋疗法的形成奠定了基础。

（二）形成时期

经筋理论初步形成大约在战国至秦汉时期。《阴阳十一脉灸经》、《足臂十一脉灸经》首次提出筋的概念，但关于经筋的系统记载最早见于《黄帝内经》。

1.《黄帝内经》

经筋一词最早见于《灵枢》。《灵枢·经筋》系统全面地阐述了十二经筋的分布走向、病候以及治法，成为经筋疗法的理论基础。

《素问·五脏生成》记载的"诸筋者皆属于节"，《素问·痿论》记载的"宗筋主束骨而利机关也"，都首先明确了经筋的生理，认识到节为关节活动之处，人体的正常运动有赖经筋、关节的完整性及正常的功能作用，说明经筋系统通过对骨骼的约束，附在骨上收缩与弛张，产生屈伸和旋转运动。《灵枢·天年》记载的"五脏坚固，血脉和调，肌肉解利，各如其常，故能长久"，说明筋与皮、肉、骨共同组成躯壳，维持人体形态，保护五脏六腑免受外来压力或冲击造成损伤。《素问·生气通天论》记载的"阳气者，精则养神，柔则养筋"，认识到阳气可以温养坚固经筋。《黄帝内经》同时论述了经筋的病理，《素问·痹论》记载的"痹在于筋，则屈不伸"，《素问·长刺节论》记载的"病在筋，筋挛节痛，不可以行，名曰筋痹"，均阐明了经筋的病理变化为筋急、筋纵、筋痿等。

对经筋病主要病候的认识，《灵枢·经筋》概括为"其病当所过者支痛及转筋"或"其病当所过者支痛筋转";认为"经筋之病,寒则反折筋急,热则筋弛纵不收,阴痿不用;阳急则反折,阴急则俯不伸";认识到经筋系统的功能主要是对关节屈伸和肌肉运动起作用,而其病症与相应的经脉病症不同,其征候多表现为各条经筋所过部位的筋肉、关节的运动障碍和疼痛及一些特殊筋病。

在经筋病的治疗上,《黄帝内经》也提出了许多方法。《灵枢·经筋》提出"治在燔针劫刺,以知为数,以痛为输",《灵枢·卫气失常》提出"筋部无阴无阳,无左无右,候病所在",《素问·调经论》提出"病在筋,调之筋,病在骨,调之骨",用"淬针药熨"的方法。这个方法主张以火针治疗经筋疾病,不仅开后世火针、温针治疗经筋病的先河,而且为后人提供了一种治疗经筋疾病的好方法,至今仍广为使用。

《黄帝内经》是经筋疗法的第一个里程碑,但对经筋的作用机制和临床意义的论述却不尽详明。

2.《伤寒杂病论》

东汉医家张仲景的《伤寒杂病论》奠定了辨证论治的基础。《伤寒论·辨痉湿暍病脉证并治》中记载:"故凡六经筋病,皆得以痉称之,其因于风寒者……其势劲急,故名曰刚痉;其因于风湿者,其势濡弱,故名曰柔痉。"《伤寒论发挥》中记载:"故灵枢经脉经筋两篇,并冠以经者,以筋之与脉,皆分经而行,非筋脉之外,别有所为经也。"《金匮要略·跗蹶手指臂肿转筋阴狐疝蛔虫病脉证治》记载:"病跗蹶,其人但能前,不能却,刺腨入二寸,此太阳经伤也。""转筋之为病,其人臂脚直,脉上下行,微弦。转筋入腹者,鸡屎白散主之。"张仲景对筋伤的认识,丰富了经筋理论,同时提出"阳证宜针,阴证宜灸"的辨证治疗及针药并举的学术思想,对经筋疗法的发展及临床疗效的提高具有重要的意义。

3.《难经》

《难经》成书于东汉末年,是最早对《黄帝内经》理论进行诠释的著作。《难经》十四难记载:"四损损于筋,筋缓不能自收持。"二十四难记载:"足厥阴气绝,即筋缩引卵与舌卷。厥阴者,肝脉也。肝者,筋之合也。筋者,聚于阴器而络于舌本。故脉不营,则筋缩急;筋缩急即引卵与舌,故舌卷卵缩，此筋先死。"《难经正义》五十八难记载："人身皮内之肌，俗名肥肉，肥肉内夹缝中有纹理，名曰腠理，又内为瘦肉，瘦肉两头生筋，筋与瘦肉为一体，皆附骨之物也，故邪犯瘦肉，则入筋而骨节疼痛。"《难经》进一步发展和丰富了经筋理论，并从解剖的角度对经筋理论和经筋疗法进行了诠释。

（三）完善时期

1. 晋代

皇甫谧的《针灸甲乙经》成书于公元 256 年，其以《灵枢·经筋》为蓝本，详细论述了经筋循行分布、病理和治则，对《黄帝内经》和《难经》的经筋理论进行了完善与补充，在经筋理论的发展史上起了承前启后的作用，是现存最早的、较为系统的针灸学经筋疗法专著。其理论与实践的结合，对指导教学与临床具有深远意义，是经筋学历史的第二个里程碑。

2. 隋代

巢元方的《诸病源候论》成书于公元 610 年，是继《黄帝内经》和《针灸甲乙经》之后的又一部颇为重视经筋疗法的著作。如筋急候记载："凡筋中于风热则弛纵，中于风冷则挛急，十二经筋皆起于手足指，循络于身也，体虚弱，若脑卒中寒，随邪所中之筋则挛急，不可屈伸，其汤熨针石，别有正方，补养宣导。"对于病因病机及治疗方法，记载得非常具体和详细；金疮病诸候记载："夫金疮愈以后，肌肉充满，不得屈伸者，此由伤绝经筋，荣卫不得循行也，其疮虽愈，筋急不得屈伸也。"风口噤候记载："三阳之筋，并络于颔颊，足阳明之筋夹于口，诸阳为风寒所客，则筋急，故口噤不开也。"该书从经筋病理学的角度为经筋理论指导临床应用树立了范例。

隋末唐初，杨上善著《黄帝内经太素》，是现存最早注释《黄帝内经》的专著，五邪刺篇中记载："坚紧者破而散之，气下乃止，此所以解结者也。用针之类，在于调气。"提出为针之法，调气为本，经筋疾病在于解结，并提出筋的分类："筋有大筋、小筋、膜筋，维筋、缓筋等皆是大筋之别也。""输，谓孔穴也，言筋但以筋之所痛之处，即为孔穴，不必要须依诸输也，以筋为阴阳气之所资，中无有空，不得通于阴阳之气上下往来，然邪入膝袭筋为病，不能移输，遂以病居痛处为输。"杂刺篇中记载"转筋于阳，理其阳，卒针之；转筋于阴，理其阴，皆卒针"等，继承和发展了《灵枢·经筋》"燔针劫刺，以知为数，以痛为输"的理论和火针的方法，对经筋病的临床治疗具有重要的指导意义。

3. 唐代

孙思邈对唐代以前的医学文献进行了全面总结，《千金要方》第29~30卷和《千金翼方》第26~28卷专论针灸。《千金要方》记载"火针针之，无不瘥者"，对火针的临床疗效给予高度的评价，并首次提出阿是穴。《千金要方》灸例第六篇记载："有阿是之法，言人有病痛，即令捏其上，若里当其处，不问孔穴，即得便快或痛，即云阿是，灸刺皆验，故曰阿是穴也。"阿是穴作为一种特殊的孔穴，被后世医家习用至今，其不仅用于经筋病的治疗，也用于经筋疾病的诊断，是《黄帝内经》"以痛为输"理论的继承与发扬。阿是穴的临床应用对后世产生了深远的影响，是经筋学历史的第三个里程碑。

唐代医家王焘著《外台秘要》，进一步丰富了经筋病的治疗方法，认为："脚转筋……浑身转筋（热浴治之）。肠转筋……灸脐上一寸四壮。转筋胫骨通，转筋十指筋挛急不得屈伸……灸法。"阐述了以灸法治疗经筋疾病的新方法。

4. 宋代

王执中《针灸资生经》多处举例应用阿是穴的治疗经验，如"按压风池穴，有痛始施灸"，治疗癫痫症用按压带脉穴"应手酸痛"则灸之，继承并推广了阿是穴的临床应用。

（四）昌盛时期

1. 明代

楼英（1320—1389年）在《医学纲目》肝胆部中记载："以知为数，以痛为输者，言经筋病用燔针之法，但以知觉所针之病应效为度数，非如取经脉法有几呼几吸几度之定数也，但随筋之痛处为输穴，亦非如取经脉法有荥俞经合之定穴也。"论述了经筋病与经脉病的取穴区别，在《素问·五脏生成论》"诸筋者，皆属于节"的基础上，明确提出"诸筋病皆属于节"的病理学观点。明代杨继洲的《针灸大成》成书于1601年，是继《黄帝内经》和《针灸甲乙经》之后对针灸学的又一次总结，是针灸学发展史上的一颗璀璨的明珠，提出"以针行气，以灸散瘀"，"劫病之功，莫捷于针灸"，既重视针药并用，又给予针灸很高的评价。"肺经筋见多咳，主痰热，肾经筋见，主小便涩，赤轻青重"，提出诸多经筋病的治疗方法，并提出不定穴，其临床经验的总结丰富了对阿是穴的认识。张景岳根据《黄帝内经》"以类相从"的观点，将《黄帝内经》理论"以类相从"编成《类经》。《类经·卷七·十二经筋结支别》中记载："十二经脉之外，而复有所谓经筋者，何也？盖经脉营行表里，故出入脏腑，以次相传；经筋连缀百骸，故维络周身，各有定位。虽经筋所行之部，多与经脉相同，然其所结所盛之处，则唯四肢溪谷之间为最，以筋会于节也。"还有"筋有刚柔，刚者所以束骨，柔者所以相维"，"筋为之伸缩也"，并提出十二经筋痹刺，发展了经筋理论，对经筋病的认识与治疗对后世具有指导意义。吴昆在《针方六集·卷之三·遵经集·经筋寒急用燔针一百五》中记载："随经而行，皆有小筋，谓之经筋……燔针者，治寒急也。"李中梓在《病机沙篆·腰痛》中记载："经筋所过，皆能为病，治之者须审系何经，方得应手取效。"书中详细阐述了经筋痹证的病因病机及治疗。

2. 清代

吴谦的《医宗金鉴》正骨心法要旨："夫手法者，谓以两手安置所伤之筋骨，使仍复于旧也，但伤有轻重，而手法各有所宜……盖一身之骨体既非一致，而十二经筋之罗列序属又各不同，故必素知其体相，识其部位，一旦临证，机触于外，巧生于内，手随心转，法从手出。"阐述了经筋病和治疗筋伤的手疗法，是发掘筋伤学的重要文献，对筋伤病的临床治疗具有指导意义。清代张璐《本经逢原·诸火》记载："神针火治寒湿痹，附骨阴疽，凡在筋骨隐痛者针之，火气直达病所。燔针即烧针，病在经筋所发诸痹，用之其效最捷。"这是《黄帝内经》"燔针劫刺"理论的继续，从临床的角度强调以火针治疗痹证。

（五）衰落时期

鸦片战争以后至民国的一百多年间，由于统治者和帝国主义的歧视与扼杀，针灸术饱经沧桑，日趋衰落，经筋理论停滞不前，成了不能登大雅之堂的医术，只在民间流传使用。这种低迷不振的状况一直持续了一百多年，严重影响和制约了经筋疗法的应用，更谈不上发展。

（六）复兴时期

1949 年中华人民共和国成立，针灸事业迎来了春天。随着中国针灸学会的成立，经筋理论和经筋疗法重新受到关注，对经筋学进行了挖掘和整理研究，在传承的基础上不断创新，并将经筋疗法在临床实践中反复验证，不断扩大其所治病症的范畴。

随之涌现出许多研究经筋的专家，代表人物有：黄敬伟主任医师，从事经筋临床医疗和研究工作 40 多年，于 1996 年出版的《经筋疗法》是当代最早的经筋专著之一，该书对经筋理论进行了初步总结，建立了经筋理论体系，是当代经筋理论的奠基之作。广西中医药大学韦贵康教授，将经筋理论融合正骨手法，独创韦氏手法，在海内外广为推广应用。中国针灸学会经筋诊治专业委员会主任委员薛立功教授，从医 40 多年，对关节、肌肉疾病进行了深入地探讨和研究，从经筋理论角度系统地挖掘整理了经筋理论，发明了长圆针疗法，出版了《中国经筋学》，为中医经筋理论的研究和应用做出了突出的贡献。香港医师林友，是中华经筋医学的主要倡导者和推动者，他创办香港中华经筋医学院，旨在推动经筋医学文化，培养优秀人才，为经筋医学的可持续、有序和健康发展做出了重要的贡献。台湾医师黄国松，以《黄帝内经》经筋理论为依据，结合现代解剖学、生物力学知识和多年的临床经验，编写出版了《经筋手疗法图解》，进一步丰富了经筋诊疗手法的内容。广西壮医医院院长韦英才主任医师，在多年的临床实践工作中潜心研究，选择经筋疗法作为研究对象，在经筋理论的指导下，通过针挑、肘部按摩、点穴、火针等达到舒经活络的功效。民间中医师吴京铧，研究经筋疾病的形成及临床表现，按照经筋疾病的原理，针对人体经筋疾病所引发的各种症状，按十二经筋循行的特点，从经筋所联系的部位分析，总结出吴氏经筋手疗法，形成其独特的手技疗法。

经筋是经脉的连属部分，属于经络的组成部分之一。以经络学说为核心内容的中医外治疗法经过了千年发展历程之后，基于临床经验不断积累及吸收了现代医学的研究成果，经筋理论体系的内容得到不断地充实与完善，成为中医、西医、民族医学相结合的重要纽带。这种结合研究，为继承和弘扬我国传统医学的外治疗法提供了新的研究角度，对推动传统医学外治技术的标准化、规范化、现代化，对传统医学外治技术的推广应用和创新发展都将产生深远的影响。

壮医经筋学挖掘于中医古代的经筋学理论，是以黄敬伟主任医师为代表的历代壮医医家将中医经筋理论与壮医经筋疗法不断融合、实践及凝练而创造的具有壮医特色的经筋学术理论体系，是壮医外治学的重要组成部分。

第三节　经筋与人体各组织之间的关系

经筋，实质是筋肉系统的简称，是包括机体的皮层、肌性组织、网状结缔组织、脏腑膜原、关节囊、韧带、骨膜、脂垫、部分神经末梢结构、淋巴组织等所有软组织系列的复合体。

经筋包含十二皮部、十二经别及十二经筋。十二皮部，按阴阳关系合为六个方位，分布于全机体的表层。十二经别，贯通内外表里，联络脏腑，按手足阴阳关系结成"六合"，它扩大了十二经筋的部位，起着机体生理功能需要的各种反映联系。十二经筋，乃纵行于机体上下的主要干线，起着主宰整个筋肉系统的作用，同时紧密伴随经脉并行机体的周身，以"四维"立体象形维络机体内外，上下连贯通达，连缀百骸，保证躯体的各种活动顺利进行。

经筋与人体各部的关系主要有六个方面。

（一）经筋与骨骼的关系

人体 206 块骨头，除了半关节由软骨作联结之外，全身 187 个关节（一般的关节称为滑膜关节）都是由筋性组织联结。《素问·五藏生成》说"诸筋者皆属于节"，说明骨间形成的关节之联结主要依赖于筋性组织，亦说明筋与骨属关系异常密切。壮医经筋学说认为，人体以骨骼为支架，以筋肉为联结，共同构成机体的形态，起到内安五脏六腑，外联肢节，维护机体的整体统一及运动功能。

（二）经筋与脏腑的关系

经筋与五脏六腑关系非常密切，主要体现为相互依存的关系，并在依存关系统一的基础上，为维护机体正常生理功能活动发挥作用。经筋与脏腑的统一，是构成全身整体机能平衡的重要环节。

人身筋肉连缀百骸，系结肢节，使之骨骼形成支架，定体身行，内安脏腑。壮医认为，气血骨肉是构成人体的生命基础，气血精神对生命具有决定性的作用。这恰如《灵枢·本脏》所说："人之血气精神者，所以奉生而周于性命者也。"而气血精神，皆来源于安宁的脏腑，脏腑所处的环境是否安宁，则依赖于筋肉系结骨属构造的机体。故《灵枢·五变》说道："人之有常病也，亦因其骨节、皮肤、腠理之不坚固者，邪之所舍也，故常为病也。"由此可知，脏腑的功能状况直接与筋肉有密切的联系。

（三）经筋与气血精津的关系

气血精津是机体内的重要物质成分，与筋肉的关系非常密切。气血精津对机体的生长发育、筋骨强壮、抗病力强弱等起决定作用。

卫气：是肺气所主的一种卫外之气，其于体表"营周不休"，成为机体皮部、腠理的"固外藩篱"，于经筋之关系密切。

经筋与营血：营者，乃血之前体，对经筋具有濡灌滋养作用。若筋失营血所养，则弛而缓也。

经筋与津液：人体的津与液来源于饮入的水谷，经过脾胃的腐熟、肺的输布，转化为汗、吹、唾、泣、溺、膜原之液等。津液有三个特点，一是输入来源持续不间断；二是津液输布遍于全身；三是津液闭塞不行，则形成水胀为患，充溢肌肤，筋肉受累，经济失养，百病始生。所以，调经、理筋治疗对津液的改变有很大的促进作用，经筋与津液也有密切联系。

（四）经筋与根结的关系

经筋之根位于四肢末梢的特定部位，与针灸理论所述的井穴是相重合的。经筋之结，则是经气归结的特定位置，位于头面胸腹。经筋之根与结的联并关系，综合反映了经络的多功能作用。例如井穴、荥穴、俞穴、经穴、原穴、合穴、交会穴，井穴为根源，各经筋从起点到止点，交会穴为根结之所在。

（五）经筋与形志的关系

所谓形者，是指人的形体。志，乃人的情志，即精神意识及思维活动。由于经筋构成形体的网络，所以经筋与形志的关系，实际是人的形体与人的思维之间的关系。了解经筋与形志的关系，对于运用经筋疗法治疗脏腑疾病及功能性疾病具有重要的价值和意义。

经筋与形志的关系，早在《黄帝内经》已有叙述。《素问·宣明五气》记载："久视伤血，久卧伤气，久坐伤肉，久立伤骨，久行伤筋，是谓五劳所伤。"形体不仅具有保护五脏六腑的作用，而且对机体的意识思维活动具有调节功能。人的正常情志活动有利于机体健康，但如果太过或不及，不仅有损情志本身，也有损脏腑与筋肉，从而发生病痛。

（六）经筋与经脉的关系

经筋与经脉关系非常密切，两者应该是同属经络学说的两个相辅相成而又相对独立的组成部分。经筋与经脉同源共流，互并为系，相伴循行，构成经络系统的主干线，经筋为经脉的"着床"提供载体，而经脉又为经筋的活动提供气血保障，两者在生理上相互依存，在病理上相互影响。

经筋的循行分布与经脉的循行分布基本相同，其外行部分与十二经脉分布基本一致，即经脉循行路径周围的筋肉多属本经经筋所辖范围。虽也有循行至经脉未及之处的，如足太阳之筋"其支者，入腋下，上出缺盆"，或也有个别经筋循行分布不及于经脉的，如足厥阴之筋的循行仅终止于阴器，但绝大部分是相一致的。可以毫不夸张地说，经筋补充和延伸了十二经脉在体表分布循行及功能上的不足。

第四节　壮医经筋"四维相代"学说

壮医认为，人体分为天、地、人三部，地气主升，天气主降，人气主和；人的形体是一个呈扁圆形的立体结构形态，上为天，下为地，中为人；人有四个面，前面、后面、左侧面、右侧面，即壮医经筋所说的"四维"。在临床中，如果因某一局部肌筋受损，由于机体的"制痛"反应，无论是"自然性制痛"反应还是"强制性制痛"反应，不仅只是发生在一个侧面反应的累及，而是四个侧面均有累及，即四维象累及，壮医称为四维象。这种四维象就是壮医经筋学所说的"四维相代"学说。

壮医"四维相代"具有如下特点：

（1）机体所相代的肌筋生理"制痛"反应，可转化为病理性过程，即发生继发性经筋病症。

（2）肌筋的"自然性制痛"反应具有一定的隐蔽性，往往不易被察觉，常成为临床医学的疑诊、误诊区，在临证时必须仔细查清经筋的原发病灶点。

（3）肌筋的"强制性制痛"反应，在机体整体表现方面具有一个明显的特点，即上体向下倾缩、下体向上抬举的倾向，出现非正常体态表现的特点。以肢体而论，则前、后、左、右四维易于发生"拮抗"性的继发性肌筋损伤。

（4）"四维相代"的原发性病灶，往往与连锁反应的结灶并存，并可发生互为因果的牵制性作用。正确理解和掌握"四维相代"的原发性病与继发性病病理机制的始末关系，在临床中运用治标与治本相结合的经筋联合施治方法，可以收到较好的临床疗效。

（5）"四维相代"失衡发生的经筋病变具有多维性的特点，即躯体、肢体的经筋损伤，前、后、左、右四个面的病变同时并存。

在经筋查灶及消灶过程中，必须树立四维观念，整体诊察病情，将隐伏的病变与明显的临床表现征候——细查，全盘检出，再以"多维系列解锁"疗法进行整体、全面地调治。

第五节　壮医经筋"节交会"学说

经筋伴经脉分布，相伴循行，两者的结构与功能相辅相成，在生理上相互依存，在病理上相互影响。经筋的功能活动有赖于经脉所运行的气血温煦濡养以及经气的调节，并对周身各部分的组织脏器起保护作用；而经脉有赖于经筋的着藏护卫，经脉中气血的正常运行也有赖于经筋的促进调节。经筋与经脉的功能是密不可分的。

由于人体是一个扁圆形的立体形态结构机体，在中医学中，将纵行于人体上下的径线称为经，将横行的支脉称为络。所以经筋与经脉皆冠上"经"字，实际上是筋与脉的内涵。

（一）"节交会"的定义

所谓"节交会"，是指以经脉系统运输气血，从脏腑至所供给的组织、器官之间，分别存在级次的交与接、供与泄的特殊功能结构，这些功能结构称为"节交会"，简称节交。"节交会"与肢节的含义不同。如《灵枢·九针十二原》所说："节之交，三百六十五会，知其要者，一言而终，不知其要，流散无穷。所言节者，神气之所游行出入也，非皮肉筋骨也。"由此可知，节交系中医学对于机体经脉系统、机能调控方式的概括。

（二）"节交会"的结构

经脉的"节交会"是分有层次、级次的调控功能结构，从脏腑与经脉的接通开始，一直到经脉的主要干线的十八会，经脉的"节交会"调控分设四个级次。那么第一级调控在哪一个部位呢？这在《灵枢·玉版》中早有记载："胃之所出气血者，经隧也。经隧者，五脏六腑之大络也。""经脉二十八会，尽有周纪。"这里所说的二十八会与五脏六腑之大络，便是经脉"节交会"的一级调控结构。

经脉"节交会"的第二级调控结构，是经脉、经筋各所别出的十五络脉及十二经别的衔接部位。而经脉"节交会"的第三级调控结构，是络脉的交会所在，这在《素问·气穴论》中已有记载："孙络三百六十五穴会，亦应一岁。"经脉"节交会"的第四级调控结构，是孙络与皮肉之间的交会，这个"节交会"也可以从《素问·气穴论》"肉之大会为谷，肉之小会为溪，分肉之间，溪谷之会，以行荣卫……溪谷三百六十五穴会，亦应一岁"中得到证明。经脉渗灌至五官、空窍等器官，亦属第四级的"节交会"活动。正如《灵枢·邪气藏府病形》所说："十二经脉，三百六十五络，其血气皆上于面而走空窍。其精阳气上走于目而为睛。其别气走耳而为听。其宗气上出于鼻而为臭。其浊气出于胃，走唇舌而为味。"这些都说明了"节交会"四级调控结构的基本情况。

（三）"节交会"的主要生理功能

经脉"节交会"调控的生理作用，是将五脏六腑"藏精化物"所形成之血气精微输送周身。《灵枢·邪客》记载："五谷入于胃也，糟粕、津液、宗气，分为三遂。故宗气积于胸中，出于喉咙，以贯心脉，而行呼吸焉。营气者，泌其津液，注之于脉，以化为血，以荣四末，内注五脏六腑，以应刻数焉。卫气者，出其悍气之剽疾，先行于四末，分肉皮肤之间，而不休者也。昼日行于阳，夜行于阴，常从足少阴之分间，行于五脏六腑……"营卫气血的运行，一方面是将精微输入渗灌于需求的组织，行使供予的功能；另一方面将组织器官代谢的废物运走，完成会而交接的效应。供与求、交与接合称为交会。经脉"节交会"的调控，是机体吐故纳新生理活动的重要方式，其主要作用是维持机体的各种活动顺利进行，以保持机体的内环境以及内环境与外环境的两个动态平衡。

（四）经脉"节交会"的病机

经脉"节交会"，是水谷入胃化生的营卫的重要成分。它星罗棋布地分布于全身，起着开合、中转、枢纽的调控作用，其功能状态直接影响到营卫气血的运行与灌溉。《灵枢·动输》有说："夫十二经脉者，皆络三百六十五节，节有病，必被（彼）经脉。行阴阳俱静俱动，若引绳相倾者病。"经脉之营卫，昼行于阳经，夜行于阴经，昼夜循行于周身五十周次而复大会，计行程八百一十丈。无论遇到机体之亏虚或外邪之侵袭，均可导致调控失灵而形成病变之发生。故《素问·调经论》说："人有精气津液，四支（肢）、九窍、五藏十六部、三百六十五节，乃生百病……""五脏之道，皆出于经隧，以行血气，血气不和，百病乃变化而生，是故守经隧焉。"而《灵枢·百病始生》也有说："卒然外中于寒，若内伤于忧怒，则气上逆，气上逆则六俞不通，温气不行，凝血蕴里不散，津液涩渗，著而不去，而积皆成。"从择举的经文论述中可明确知道，守经遂是经脉"节交会"调控的关键，否则经脉"节交会"的调控皆可因内外之因素作用而积劳成疾，导致"百病乃生"。"节交会"病变的机转，初期是气之滞引发血之涩，继而进入中期的气阻而血凝，导致脉道不通，相输之各级"节交会"相失，趋向病变难解的"血气离居"或"血与气并"；经脉阻遏，筋脉同累，筋失所养，聚结乃成，坚而不散，牵连一点，堵塞一点，牵连一线，演变成线，病变加重，演变成片。

（五）经脉"节交会"调控失衡产生的主要病症

经脉"节交会"调控失衡可产生的病症很多，在这里主要讨论"筋与脉并为系"失衡所引发的病症。《灵枢·针解》中说："皮肉筋脉各有所处者，言经络各有所主也。"这就是说，在机体中皮、肉、筋、脉各有其所处的部位、经络，分别为支脉、络脉、孙脉，对所支配的部位进行渗灌蓄养。然而，经脉不是悬空无联之物，它同皮肉筋带紧密联结，网状交织，形成皮脉、肌脉、筋脉之间不可分割的关系，且相依而存。一旦经脉发生了病症，征候的体表表现及施治场所实质都在皮肤筋肌的所在部位，故有"经络各有所主也"之说。

经脉"节交会"调控失衡是导致经筋病病灶形成的重要因素。在内外致病因的作用下，经脉"节交会"从正常生理状态转变为病理状态，导致功能失调，"三道"受到阻滞，"两路"不畅，龙路脉道挛紧，气血停滞，火路反应滞后，而首先发生的部位是"节交会"之各级交会处。随着病势的发展，瘀积形成，两路受阻，龙路脉道闭塞，火路阻滞，聚结乃成，筋脉同累，皮、肉、筋、肌、膜系病变发生，这些病变部位就是壮医经筋学所研究的筋肉病症的病理性病灶，统称为经筋病灶。对于经脉"节交会"调控失衡，早在《灵枢·阴阳二十五人》就有记载："切循其经络之凝涩，结而不通者，此于身皆为痛痹，甚则不行，故凝涩，凝涩者，致气以温之，血和乃止。"这里所述的"结而不通者，此于身皆为痛痹"，实际上就是壮医经筋学研究的由于"三道"受阻、"两路"不通所导致的筋性、病理性结灶，具体以经筋的症候出现，称为经筋病的病灶。

（六）经脉"节交会"和经筋病灶

经脉"节交会"凝涩瘀阻，导致以经筋线性的经筋病症经脉凝涩瘀滞，一般好发于局部，成为局限性病灶。但因"节交会"的调控失职，宗气上输下达的正常径路受阻，病变蔓延，会由点发展为线性病症。《灵枢·刺书真邪》说："宗气留于海，其下者，注于气街，其上者，走于息道。故厥气于足，宗气不下，脉中之血，凝而留止。"《灵枢·百病始生》说："厥气生足挽（下肢滞痛，行走不便），挽生胫塞则血脉凝涩。"足挽之症，临床常表现为足太阳经筋的病症，是脉线性的常见病之一。

经脉"节交会"涩滞可形成区域性的痹痛痼疾。经脉"节交会"营卫涩滞停留于某一局部区域，特别是某些筋膜比较集结、弦紧度较大的部位，例如颞筋区、眶膈筋区等，由于涩滞导致筋脉的失养，加上弦紧的张力牵拉，病变消散迟缓，久而成为痼疾；病情表现反复，遇寒则发，头痛偏于一侧，还会导致眩晕出现，发展成为筋性眩晕症。临床通过切循头部，诊查经筋的病灶点，进一步发现经筋病的阳性体征，即数目较多的筋性病灶位于颞筋区和眶膈筋区等，再运用经筋理筋消灶手法和微针疗法进行综合治疗。

壮医经脉"节交会"表里关系的调控失衡可以导致脏腑的疾病，如筋性类冠心病、筋性类肾绞痛症、筋性类肝胆综合征、慢性筋性梅核气等。但有时候明明是脏腑的疾病，可偏偏表现为皮肤方面的疾病。究其原理，可能是由于皮肤—内脏的病理互相感应通道受阻，进而导致"三道两路"不通而发病，虽然是脏腑的病变，但会导致或表现为身体某些部位的皮肤出现区域性过敏。

了解和掌握经筋病灶，能有效地指导经筋病的临床诊断和治疗。可以按经切循，查到阳性病灶体征；还可以针对病灶部位进行施治，治疗的目标准确，疗效显著。

第六节　壮医经筋"气街"学说

（一）壮医"气街"的定义

壮医"气街"，是指机体"嘘勒"（气血）运转的枢纽，其功能是对所管辖的区域进行分节段性调控。

"气街"一词始见于《黄帝内经》。壮医经筋"气街"学说的形成受《黄帝内经》所论述的"气街"影响，但研究方向的侧重及研究的对象与《黄帝内经》所述的"气街"有所不同。

《黄帝内经》关于"气街"的论述，主要见于《灵枢·卫气》和《灵枢·动输》。在《灵枢·卫气》中，关于"气街"的解释：一是头、胸、腹、胫四"气街"，如"请言气街，胸气有街，腹气有街，头气有街，胫气有街"；二是足阳明经"气街"穴，如"气在胫者，止之于气街，与承山踝上以下"；三是六腑的"气街"，如"知六腑之气街者，能知解结契绍于门户"。而在《灵枢·动输》中关于"气街"的论述，则主要是对四"气街"的功能进行阐释，如"夫四末阴阳之会者，此气之大络也；四街者，气之径路也。故络绝则径通，四末解则气从合，相输如环"。

从《灵枢·动输》关于"气街"的记载中,"气街"的定义包括三个方面的内容:第一方面,"气街"的"气"指的不是邪气,也不是脏腑之气,而是营卫之气,这种营卫之气可以"内干五脏",即可以滋润温养五脏六腑;其与脏腑之气有关,但又与脏腑之气不同,既不属于脏也不属于腑。第二方面,营卫之气的运行是循经脉的内外而环周运行,而不仅只是在脏腑之间通行;它不同于脏与脏之间、腑与腑之间及脏与腑之间因有经络联系而存在的气血通行。第三方面,"气街"不是一个生理概念,而是一个病理生理概念,在正常的生理状态下,营卫之气"内干五脏,而外络肢节",循十二经流注次序运行,即在手部循手三阴经交通于手三阳经,在头部循手三阳经交通于足三阳经,在足部循足三阳经交通于足三阴经,在胸腹部循足三阴经交通于手三阴经。然而,在"其脉阴阳之道,相输之会,行相失"的病理状态下,"络绝则径通",从而在头、胸、腹、胫部开通"气街"——气行径路以维持营卫之气环周运行。这种在营卫之气运行于四肢末端受阻的病理状态下开通的代偿性经气通路,显然与脏腑无明显关系,只是维持营卫的环周运行,发挥营卫"内干五脏,而外络肢节"的作用。

（二）"气街"对机体节段的生理调控作用

依据壮医天、地、人三气同步的理论,从人体的体形来看,由于人体纵轴长而横径短,气从天部的"巧坞"（头部）运行至地部的足底,运行路径较长,在运行的过程中需要分为节段加以调理控制,才能保证畅通无阻和顺利到达目的地,就好像远途输送电需要安装变电站一样,这个气的道路枢纽调节中心,就称为"气街"。

《灵枢·动输》说:"四气街者,气之径路也。"《灵枢·卫气》说:"胸有气街,腹有气街,头有气街,胫有气街。"《素问·痿论》说:"阴阳总宗筋之会,会于气街。"由此可知,"气街"的枢纽有四个,即头"气街"、胸"气街"、腹"气街"及胫（臀以下）"气街"。也就是说人体分为四个"气街"进行生理性节段调控。

"气街"的生理性节段调控,可以认为是机体在"节交会"生理调控基础上的晋级调控,在气的调控量、牵涉面和范围等都更宏大。

"气街"的调控具有下列生理功能：

（1）纵贯性的气调控。即头"气街"的气枢纽之气向胸腹、胫臀直至足底趾末梢的枢纽调控功能，是机体整体性气调控反应的叙述，也是上及上、下及上的关系。

（2）横贯性的调控功能。分为头颈、胸腹、胫臀的节段性前后关系的调控，以背部调控心腹为主要形式，故有"背心相引"、"腰腹相引"等反应联系。《素问·气穴论》记载："背胸邪（斜）系阴阳左右，如此其前后痛涩。""背与心相控而痛，所治者天突与十椎及上纪，上纪者，胃脘也。"

（3）侧支循环代偿功能。当肢末气运受到阻闭时，"气街"具有侧支循行的代偿功能作用。《灵枢·动输》把侧支循行代偿功能称为"络绝径"（"气街"）的调节。

（三）"气街"节段调控失衡

"气街"节段调控失衡会发生复杂的经筋病症。由于"气街"的气体枢转全身，其功能失衡，临床上产生以经筋挛缩制痛为表现形式的复杂气病，临床称为气痛。《灵枢·卫气》说："胸气有街，腹气有街，头气有街，胫气有街。故气在头者，止之于胸；气在胸者，止之于膺与背腧；气在腹者，止之于背腧，与冲脉于脐左右动脉者；气在胫者，止于气街，与承山踝上以下。"这里可以看出"气街"调控失衡所致的病症，具有广泛性和上及下、前及后、后及前等特点。

（1）头"气街"调控失衡，发生脑转耳鸣，眩晕，目无所见，懈怠安卧等。《灵枢·海论》记载："脑为髓之海，其输上在于盖，下在风府。"所以治疗头"气街"病症，当取头盖及风府穴等。

（2）胸"气街"调控失衡，胸膺与背部发生"背心相控而痛"等病症，止之于胸及背腧。

（3）腹"气街"调控失衡，与背部及"冲脉"发生联系，止之于背部脏腑的腧穴及"冲脉"脐部左右的部位。

（4）胫"气街"调控失衡，与腹"气街"及小腿气的枢转有关。例如"足挽症"是胫"气街"调控失衡的病症，止之于腹"气街"及承山踝上以下。

第二章　经筋生理功能及病因病机

　　壮医认为，筋是人体形态结构的组成部分，呈阡陌交错状分布于人体内，具有联络组织的作用。经筋与经脉相伴循行，其中经筋为经脉"着床"提供载体，而经脉则为经筋的活动提供气血濡养。两者在生理上相互依存，在病理上相互影响。

　　经筋是经络系统的组成部分之一，经筋和经脉是组成经络的两个重要组成部分。经筋是经络的外连部分，能连缀四肢百骸，固定形体，主运动。故人体全身筋肉的病变，都与经筋的筋性致因密切相关。

第一节　经筋的生理功能

　　筋属肝，其在人体内呈纵横交错状分布，须得肝气之疏泄和肝血濡养方可维持正常的生理功能。《灵枢·五色》说"肝合筋"，说明筋禀肝气而为用；《素问·宣明五气》说"肝主筋"，进一步论述了肝与筋的关系。《说文》认为筋为"肉力"，表明筋有一定的力量。《灵枢·经脉》记载"人始生，先成精，精成而脑髓生，骨为干，脉为营，筋为刚"，明确提出了筋具有刚强的生理特性。《素问·五藏生成》记载"诸筋者皆属于节"，说明骨间形成的关节的联结，主要依赖筋性组织加以包裹约束。《素问·痿论》记载"宗筋主束骨而利机关也"，说明筋通过对骨骼的约束，附在骨上收缩与弛张，产生屈伸和旋转运动。筋为五体之一，筋与皮、肉、骨共同组成躯壳，维持人体形态，保护五脏六腑免受外来压力或冲击而造成损伤。《素问·宣明五气》"久行伤筋"的描述，提示筋还具有一定的耐劳性。

　　经筋内联胸腹廓中，外联百骸关节，其特殊的生理结构决定了经筋具有的生理特点和功能。

一、经筋的生理特点

（一）受养于脾胃

脾，在体合肉，主四肢，其经脉与足阳明胃经相表里。脾主运化，人的脏腑之气，筋脉肌肉，四肢百骸，无不赖于脾化生水谷精气的滋养；胃主受纳，为"水谷之海"，胃气充，才能养于肌肉。《素问·痿论》说："阳明者，五脏六腑之海，主润宗筋……故阳明虚则筋纵。"《素问·太阴阳明论》也载有："今脾病不能为胃行其津液，四肢不得禀水谷气，气日以衰，脉道不利，筋骨肌肉，皆无气以生，故不用焉。"

（二）受制于肝肾

肝藏血，主疏泄。肝有贮藏和调节血液循环的功能，故有"肝主血海"之说，肝血旺盛，才能濡养全身之经筋。肝主疏泄，能调节布散气血于经筋。一般来说，人动则血运于诸经，布于经筋；人静则归之于肝。故只有肝血充盈，疏泄条达，才能淫气于筋，使筋肉得养而维持正常的功能。这就是《素问·经脉别论》所说的"食气入胃，散精于肝，淫气于筋"，强调了气血营养必须通过肝脏的布散才能作用于经筋。而肝气舒畅条达，人便神清气爽，谋略有节，并且使三焦气机疏利，脾胃运化正常；精神情志状态良好则运动控制得宜，气血化生有源则经筋得养。肝生筋，主全身之筋膜，主筋的滋养与运动。《素问·痿论》说"肝主身之筋膜"；《类经·十二经筋结支别》则有"然一身之筋，又皆肝之所生，故唯足厥阴之筋络诸筋，而肝曰罢极之本"之说。筋为束骨，是维系机关的一种组织。《素问·痿论》载："宗筋主骨而利机关也。"性坚韧刚劲，故称肝为"罢极之本"。肝的精气盛衰与筋力的强弱有密切关系。正常情况下，肝血充足则筋力柔韧，肝气衰则筋弱不能动。

肾"其充在骨"，乃"作强之官"，其经脉与足太阳膀胱经是表里关系。首先，肾藏精，与肝同源。肾为先天之本，肾精充则人体生长发育正常，身体强壮而有子。精血同源，故凡是肾脏虚弱必然会影响至肝。临床肾虚患者往往多伴有膝寒腰酸痛等症，这是因为肾脏亏损直接影响到经筋的功能，这就是肝主筋的缘故。其次，肾主水。肾合三焦、膀胱二腑主津液，与肺、脾两脏及三焦共同参与调节人体的水液代谢。再者，肾主骨生髓。筋骨的生长、发育等均依赖于肾中精气的滋养；肾主骨，筋又束骨，肾气充备则骨坚筋强。肾藏精，精生髓，髓生骨而通于脑，脑为髓海。故《灵枢·海论》有"髓海有余，则轻劲多力，自过其度；髓海不足，则脑转耳鸣，胫酸眩冒，目无所见，懈怠安卧"之说。

（三）受控于心肺

心主血脉，主神明，血液的运行及循行都有赖于心气的推动，心的功能正常与否直接影响人体气血、营养的输布。心与其他脏腑功能协调，气血才能正常发挥温煦濡养全身的作用，这自然也包括经筋在内。故《素问·六节藏象论》曰："心者，生之本，神之变也，其华在面，其充在血脉。"而《素问·脉要精微论》则指出："夫脉者，血之府也。"其次，心与人的神志、思维活动密切相关。"经筋主束骨而利机关"，表现为肢体相关的有序活动；而人体的任何活动，都是在神的统一协调下进行的，这自然也包括了经筋所主的运动。正如《灵枢·邪客》所说："心者，五脏六腑之大主也，其精神所舍也。"

肺主气，司呼吸，朝百脉。可见肺又能辅佐主持血液循环，且全身各脏腑组织所需的营养物质，都是经肺的敷布而获得的。正如《素问·经脉别论》所说："食气入胃，浊气归心，淫精于脉，脉气流经，经气归于肺，肺朝百脉，输精于皮毛。"

（四）连缀百骸，主司运动

十二经筋循行于人体四肢、躯干、头面，附着于骨骼，结聚于关节，使周身百骸、肌肉相互联结，主束骨而利机关，支撑人体保持一定形态，协调人体进行各种活动。人体因有经筋连缀，才有自然之形体。只有在经筋之正常收缩与舒张的基础上，才能产生有条不紊的运动。

（五）维系周身，抵御外邪

经筋网络周身，保护内脏，为人身之藩篱。遇无形邪气则拒之于外，遇有形外伤则顺势缓冲。

（六）维络器官，固定内脏

十二经筋不仅连缀百骸，还分布于眼、耳、鼻、口、舌、阴器等部位，对这些器官功能活动起着维系作用。脏腑位于体腔内，各自保持固定位置，中医认为这是由脾气的固摄作用所决定的。足太阴经筋分布于胸腔、腹腔并附着于脊，赖经脉之气血所滋养。脾气旺盛，气血充足，经筋得养，则内脏恒定于固有位置；若脾气虚弱，气血不足，经筋失养，则出现内脏下垂、阴挺、脱肛等症状。可见脾气的固摄作用是通过足太阴经筋而实现的。经筋在外固定骨骼，在内固护脏腑，协同经脉将人体构成一个有机的整体。

二、经筋的功能与作用

（一）机械作用性生理功能与作用

经筋于机体沿着运动力线规律分布，并在全身各关节部位结聚，从而使得周身百骸相互联结，相互约束，协同作用，共同产生机械作用性生理功能。

1. 连缀百骸，构成身形支架与形体

人体骨骼犹似高楼建筑的钢筋，起支柱和连缀的作用，而骨骼百骸的驳接，则依赖于经筋的系结。骨与筋，联结构成机体的支架，把人身系结成为固定的形体。机体肢节有两种形态，其中之一是相对固定不动的形态，如脊椎的关节、头面部的关节，使躯体各部及整体保持一定的位置，构成人体固定的身形体态。同时，十二经筋亦纵横交错，结聚散络，广泛分布于四肢、头面、躯干等全身各部，不仅与骨骼、关节结合，还维系联络眼、耳、口、鼻、舌、阴器等五官九窍，使人体成为一个有机的整体。

2. 维络周身，内安脏腑

经筋广泛分布于躯体，无所不达，构成网络周身的整体组织。而脏腑位于体腔之内，各自保持固定的位置，并由经筋所固缠，以化气血，通过经脉运输，营灌内外，保证机体生存所需的环境，这还与脾气的固摄作用有关。足太阴经筋分布于胸腔、腹腔，并附着于脊，赖经脉之气血的滋养。脾主升清，脾气旺盛，气血充足，经筋得养，则内脏恒定于固有位置；若脾气虚弱，气血不足，经筋失养，则出现内脏下垂、阴挺、脱肛等症状。可见脾气的升举、固摄作用是通过足太阴经筋而实现的。经筋在外固定骨骼，在内支撑脏腑保持一定的位置、体积和容量，协同经脉将人体构成一个有机的整体。

3. 约束骨骼，主司关节运动

早在《素问·痿论》就有说过："宗筋主束骨而利机关也。"这里的所谓束骨，即是将两块或多块骨约束成一体之意。此外，还可以理解为约束骨骼的活动度之意。在《类经》亦有类似记载："筋力坚强，所以连属关节。"这种连属关节的作用，就是经筋的基本功能，而骨与骨之间的联结处就是关节，关节的形成有赖于经筋的联结。经筋除了对上述相对稳定的关节有较强的约束骨骼活动的能力之外，同时也附着于活动度相对较大的四肢骨骼关节，而主其的各种运动、肢体的内收和外展活动均有限度，这个限度是由筋来决定的。

经筋既是"皆属于节"，并且可以"利机关"，自是主司关节的各种运动。然而"利机关"更指出了经筋正常的活动功能有助于关节运转活动的有序和流利。机关，即关节，是人肢体曲折旋转之处，但其运转要依靠经筋的肌肉牵拉才能实现，所以肌肉的收缩是关节活动的动力。经筋是人体动力的主要来源，其亦是出自于对"筋为刚，肉为墙"（《灵枢·经脉》）的理解，认为"筋"是力量的源泉，"肉"则是代表一种质量而非力量。这在明代李梴的《医学入门》得以证实："人身运动，皆筋力所为；肝养筋，故曰罢极之本。"

在运动功能方面，经筋弥补了十二经脉所不具备的作用。经筋虽隶属于十二经脉，然而却是另一类具有运动功能的循行系统。大多数的经筋可由机体的"心脑"直接支配，具有产生主动性随意运动，从而带动机体活动的功能。这种运动会对经脉功能的发挥产生影响。而经脉虽具有流注传递顺序，周而复始，如环无端，但不能产生随意运动，故又有经筋是经络的运动力学系统之说。

4. 系结肢节，保证趋翔

经筋还有一个重要的机械作用性功能，就是系结肢节，保证趋翔功能。人体的机体肢节在正常情况下主要有两种形态：一为相对固定的形态，如脊椎的关节等；一为活动度较大的形态，如四肢关节。四肢关节，有经筋系结成为可以移动位置的生态者，称为机体的趋翔活动。而这种趋翔活动功能，则赖于机体肢节经筋的系结，才能保证正常的趋翔活动。

（二）反应性生理功能与作用

1. 构成藩篱，固护体表，抵御外邪

经筋广泛分布于机体体表、体腔的每一个部位，形成人体屏障组织体系，故《灵枢·经脉》形容经筋的卫外功能为"筋为刚，肉为墙"。而壮医认为，经筋这个固护体表的功能，构成了机体藩篱，外应天、地共行三气同步功能。所谓藩篱，主要是指机体由皮部构成完整的人体表层结构，对内具有维护机体完整的统一作用，对外具有适应环境气候变化的调节作用。这与壮医三气同步理论不谋而合，在壮医学称之为天、地、人"三气同步"。天、地、人三气同出一源，同属一体，息息相通；天气下降，地气上升，互为因果，从而导致万物的生长育化，产生了人类。人初生之后就不断地跟天地之气相交换，促进生机运行不息。通过天气、地气、人气的互相交感，三气同步推移，使营血充沛，气机畅达，则机体生理趋于常态；反之，天气异变，地气涸秽，人气失调，交感外决，以致三气不同步或邪正纷争，气机阻滞，血脉瘀阻，则变生诸病。

2. 伸缩反应功能

经筋的一个主要生理功能是伸缩反应功能。当肌筋受到来自机体内、外的刺激时，均引起伸缩作用。肌筋的伸缩作用，是机体生理功能广泛反应的生态表现形式。实现生理需要的肌筋伸缩，属于肌筋生理范畴。过于强烈的肌筋伸缩，是肌筋的生理转化为病理的表现。

3. 传递信息，牵涉反应功能

肌筋属机体的重要器官。当肌筋受到刺激时，肌筋的反应可以产生传递性；传递反应发生牵涉效应，称为牵涉反应。肌筋的牵涉反应，在生理作用范畴内属于生理牵涉反应。肌筋在病理状态下的牵涉反应，构成经筋病症的复杂性。

4. 经筋病损反应功能

经筋受到外力的打击，或者来自机体内的动力或静力劳损，均可引起肌筋附着在骨端的应力点损伤。

第二节　经筋的病因病机

一、经筋的病因

经筋为病，与风寒湿热、外伤、劳倦、虚弱等诸多因素相关。凡痧、瘴、蛊、毒、风、湿等一切邪气，以及饮食失宜、七情内伤、劳累过度等，均可导致筋肉的病变而致经筋发病。早在《素问·阴阳应象大论》就记载"风伤筋"。肝主筋，风气通于肝，故风邪所致，常病于筋。热邪、寒毒邪亦可导致筋的病变，但症状各异。因寒性收引，筋得寒则挛急；而热性开散，筋得热则弛纵不收，故《素问·皮部论》说道："其（邪）留于筋骨之间，寒多则筋挛骨痛，热多则筋弛骨消。"五行中肝应酸味，而金合辛味，能胜木酸，故辛、酸之味用之得当可养筋，失当则伤筋。《灵枢·五味论》载有："酸走筋，多食之令人癃。"而《金匮要略·中风历节病脉证并治》则说："味酸则伤筋，筋伤则缓，名曰泄。"这就说明，多食酸易导致小便不利、筋肉缓弱无力等症。辛能散气，过用则伤筋，临床表现多为筋脉弛缓软弱，这在《素问·生气通天论》也有记载："味过于辛，筋脉沮弛。"屡受惊恐，也可导致筋脉不畅，气血失荣，出现麻木不仁的症状，这在《灵枢·九针论》也有记载："形数惊恐，筋脉不通，病生于不仁。"

此外，湿邪、燥邪、劳倦均可导致筋的病变，这在《素问玄机原病式》、《素问·至真要大论》和《素问·宣明五气》中可找到答案："十月风病势甚而成筋缓者，燥之甚也。""诸痉项强，皆属于湿。""久行伤筋。"

（一）外邪致病

壮医认为，疾病产生的原因是由于痧、瘴、蛊、毒、风、湿侵犯人体，导致人体"三道两路"受阻，使三气不能同步并导致人体气血平衡失调。临床以风、湿、毒三邪致病者最常见，其中风邪、湿邪是经筋病最常见的致病因素，而毒邪以寒毒邪为主要致病因。

风湿邪：风湿之邪，单一或兼夹为患，伤害机体。若正气充足，藩篱强健，则可保经筋不受邪气侵袭；倘若卫外不固，藩篱失守，早期因位置表浅可有筋肉疼痛、酸楚等症状，随着病邪深入，逐渐会出现关节活动不利的症状并在感邪经筋所过的部位出现疼痛、挛急、僵直、肿胀、麻木等症。

湿热邪：湿热多兼而有之，为患经筋，常有病理改变。《素问·生气通天论》曰："湿热不攘，大筋緛短，小筋弛长，软短为拘，弛长为痿。"湿热交结，其性缠绵，客于经筋，不易速消，而致大筋拘挛，伸缩失常，小筋弛纵不收，痿软无力。

寒毒邪：寒毒之邪侵犯机体，首先毫毛收缩、络脉收缩，随之肌筋收缩。寒邪不去，肌筋收缩不解，发生"筋结"性疼痛；久结之肌筋，成为"结块"，可触到其结块的变化形体。经筋病症患者，对异常的气候变化比常人敏感，称为"阳虚"体质，遇上寒毒，卫气受伤，肌腠闭塞，体内气机枢转失调，内邪化热，热气蒸腾，出现全身不适，舌红口干脉数，发为肌筋疼痛、挛急、僵直、肿胀、麻木等症。

（二）外伤致病

由于机体突然受到外界力学作用，如跌、扑、闪、挫、擦、捻、碰、撞、击等，这些外在因素突然作用于机体的筋肉，轻者致不同程度的肌筋受伤，发生"瘀积"肿痛；严重者，或损筋削肉，或筋肉断裂，或致骨折，或损及脏腑，致受损部位的气血痹阻，经筋肿胀疼痛，日久筋失所养，可有肢软疼痛、活动不灵诸症。

（三）内伤致病

饮食不节、七情内伤、劳累过度等，均可导致筋肉的病变而致经筋发病。

二、经筋的病机

经筋在各种致病因素作用下，导致毒邪阻滞，"三道两路"受阻，气血运行不畅，经筋失养，天、地、人三气不能同步而发病。临床症状多见经筋弛缓不用，或筋急挛缩、筋肉肿痛等，多是由于经筋组织在病理状态下的生物体态变异，即在原经筋组织生理形态的基础上形态产生了改变。这早在《灵枢·经筋》就有记载："经筋之病，寒则反折筋急，热则筋弛纵不收，阴痿不用。阳急则反折，阴急则挽不伸。"这应是经筋病病因病机的总纲。

（一）筋急

所谓筋急，主要是指人体筋肉组织发生拘急、扭转、痉挛、肿胀、强直、引掣等病理改变。临床多表现为十二经筋的痹症，以肌筋拘急疼痛、关节运动障碍为主要特征。

1. 寒毒

寒毒为阴邪，其性收引，经筋受寒毒则收缩而挛急，以致拘挛作痛，屈伸不利。如《灵枢·经筋》记载："颊筋有寒，则急引颊移口。"《素问·痹论》记载："风寒湿三气杂至，合而为痹……在于筋则屈不伸。"

2. 肝气热盛

肝胆气热则筋急，脾胃虚弱则筋纵肝胆相合。肝主身之筋膜，由于饮食、情志等所伤，肝火内生，耗伤阴血，灼干筋膜，故拘急而挛。《素问·痿论》记载："肝气热，则胆泄口苦筋膜干，筋膜干则筋急而挛。"

3. 肝脉不荣

《灵枢·经脉》记载："厥阴者，肝脉也，肝者筋之合也，筋者聚于阴器，而脉络于舌本也，故脉弗荣则筋急，筋急则引舌与卵，故唇青舌卷卵缩。"肝血虚亏或厥阴经气绝竭而无力推动血行，则肝血不能循脉荣养筋膜，筋膜失养则干枯而挛缩，以致筋络拘强不舒，甚则致舌卷、睾丸挛缩等重症。

4. 扭伤劳损

急性扭伤和慢性劳损，中医均称为伤筋。急性扭伤者，因气滞血瘀，筋气失调而致筋急，表现为关节周围肿胀疼痛，关节运动障碍。慢性劳损者，因肝肾不足，筋膜失养而致筋急，表现为肌筋拘急疼痛，关节活动不利。

5. 饮食所伤

饮食有所偏嗜，或食肥甘厚味，伤及筋脉皮毛。如《素问·五藏生成》记载："多食辛，则筋急而爪枯。"《素问·疏五过论》记载："始富后贫，虽不伤邪，皮焦筋屈，痿躄为挛。"

（二）筋纵

筋纵者，人体筋肉组织发生松弛纵缓的病理改变。临床多表现为眼睑下垂、口角歪邪、阳痿等一类以肌筋弛纵不收、乏力不用为主要特征的病症。

1. 热

热为阳邪，其性燔灼，易耗气伤津，气津不足则经筋失于濡润温煦，而致纵缓不收。如《灵枢·经筋》说："（颊筋）有热，则筋弛纵缓不胜收，故僻。"而《素问·生气通天论》也有"湿热不攘，大筋緛短，小筋弛长"之说。

2. 脾胃虚弱

脾胃乃气血生化之源，饮食不节或思虑过度易损伤脾胃。脾胃虚弱则气血化生无源，经筋失于濡养则弛纵不收。如《素问·生气通天论》记载：

"因而饱食，筋脉横解。"《素问·痿论》记载："思想无穷，所愿不得……宗筋弛纵。"

3. 阳气损伤

《素问·生气通天论》记载："阳气者……柔则养筋。"经筋得阳气温养则柔韧刚劲。若阳气损伤，经筋失其温养则弛纵不用。如《素问·痿论》记载："入房太甚，宗筋弛纵。"《素问·生气通天论》记载："阳气者，大怒则形气绝……有伤于筋，纵，其若不容。"

4. 针刺中筋

若针刺时刺中经筋，筋气受损，则可致筋纵，表现为肌筋弛缓不收、关节不用。如《灵枢·邪气藏府病形》记载："中筋则筋缓，邪气不出。"《素问·刺要论》记载："刺脉无伤筋，筋伤则内动肝，肝动则春病热而筋弛。"

5. 营养乏源

由于长期饮食单一、饮食不规律而致营养缺乏，肌肉、经络失缺濡养，痿软无力，则筋纵不用。

（三）机体自身活动过度引起的损伤

机体的弯曲、伸展活动，都离不开机体的肌、筋、膜、带的参与。任何肢节、肌筋的活动，都受到活动量度及方向性等生理因素的制约，所有超越肌筋生理性负荷的活动，都可成为肌、筋、膜、带等受伤的致病因素。

壮医认为，机体自身动态活动的"活动度"受肌、筋、膜、带在机体活动时动、静力学因素的影响。在机体的活动过程中，肌、筋、膜、带的牵拉应力线"超阈限"地作用于"应力点"时，便可导致"应力点"的损伤，从而形成经筋病灶点。由于损伤后的病灶点具有疼痛性反应，肌体为了减轻疼痛，产生"制痛"反应，即产生保护性反射，"制痛"反应进而导致继发性损伤。因此，经筋损伤由点到线，再由线到面，逐渐由面的一维向多维演变，最终导致经筋病变系列的形成。

壮医认为，经筋病灶点、病灶线及多维化的经筋病机衍变过程，是由于机体活动的动、静力学因素影响而发生病变的过程，亦即是内伤性或自伤性疾患，多呈现隐性损伤形式，与外伤性疾病具有本质上的区别。"内伤"性和肌筋病症所致的气滞、血瘀，导致"三道"不畅通，"两路"受阻，影响了天、地、人三气同步运行，因此产生经筋病症的复杂性及多样性，临床上表现出经筋病症的特点。

经筋损伤后的痉缩性是经筋病的病理、病机基础。由于筋性痉缩，产生压迫累及性等特性，并且有可查性的阳性体征。

（四）机体自身形态引起的损伤

壮医认为，机体长期保持一种状态或姿势，会导致经筋病的发生。由于职业、工作的需要，机体长时间处于一种形态的静态状态，经筋在这种静态的状态中因过劳而受到损害，这种损害就是肌筋劳损，也称静态性肌筋损伤。这也是肌筋病症常见的致病因素之一。静态因素所致的肌筋病症亦属于机体自身内伤性疾患，具有隐性损伤的特点。

（五）机体"四维相代"失衡

壮医认为，如果因某一局部肌筋受损，机体会产生"制痛"反应，无论是"自然性制痛"反应还是"强制性制痛"反应，多会累及多个侧面反应，甚至是四个侧面均有累及，即四维象累及，导致"四维相代"失衡。

（六）经脉"节交会"调控失衡

经脉的"节交会"，是水谷进入谷道化生"嘘勒"及天、地、人三气同步运行的重要组成部分，广泛分布于全身，起着开合、枢纽的调控作用。其功能状况可直接影响到"嘘勒"的运行与渗灌。《灵枢·动输》记载："夫十二经脉者，皆络三百六十五节，节有病，心被（彼）经脉。行阴阳俱静俱动，若引绳相倾者病。"经脉之营卫、"嘘勒"，昼行于阳经，夜行于阴经，昼夜循行于周身五十周次而复大会，计行程八百一十丈。如果遇到毒邪外侵或身体亏虚，均可引起调控失衡而致"三道两路"受阻、三气不能同步，导致肌筋病变的发生。"节交"病变的形成，初期是气之滞引发血之涩，继而进入中期的气阻而血凝，导致脉道不通，相输之各级"节交"

相失，趋向病变难解的"血气离居"或"血与气并"；经脉阻遏，筋脉同累，筋失所养，聚结乃成，坚而不散，堵塞一点；牵连一点，病变演进，变成一线；进而再演变，变成一片或一面。可见，经脉"节交会"调控失衡所致的病症复杂多变，不可胜数。

（七）机体"气街"节段调控失衡

"气街"节段调控失衡，可以发生复杂的经筋病症。由于"气街"的气体枢转全身，其功能失衡，临床上产生以经筋挛缩制痛为表现形式的复杂气病。《灵枢·卫气》记载："胸气有街，腹气有街，头气有街，胫气有街。故气在头者，止之于胸；气在胸者，止之膺与背腧；气在腹者，止之于背腧，与冲脉于脐左右动脉者；气在胫者，止之于气街，与承山踝上以下……"即"气街"调控失衡所致的病症，具有广泛性和上及下、前及后、后及前等特点。

第三章　经筋病的症状及经筋病灶

经筋病的临床表现包括症状表现及临床体征。在症状表现中，又有一般症状表现与特殊症状表现之分。临床体征又称阳性体征，壮医称之为经筋病灶。

第一节　壮医经筋病的症状

（一）常见症状

壮医经筋病的常见症状主要有局部酸胀、重坠、全身困倦、身疲乏力、麻木不仁、局部疼痛或活动受限等。

（二）特殊症状

经筋病的特殊症状指经筋病变形成的筋结病灶点，产生对机体的不良刺激，以及挛缩的筋性病变所产生的累及性、演进性、隐蔽性、收缩失均性、症状类似性、牵张性、牵涉反应、凝结性、压迫性等的临床症状表现。

1. 筋性疲劳综合征

筋性疲劳综合征是肌筋广泛性挛缩所导致的全身性重度疲劳感，多伴有头晕头痛、情志异常、失眠多梦或嗜睡、纳呆及胸腹不适等症状，但临床理化检测及有关检查均呈阴性的病症表现，多提示为机体功能方面的问题而不是器官发生病变。

2. 筋性眩晕征

筋性眩晕征是由肌筋收缩失衡所致，尤其是头颈部的肌筋伸缩失衡，致使患者感到头眩及有摇晃感，但无旋转性晕感，诊查可于头颈部查及广泛性的筋结病灶。以消灶解结施治，可使病症快速消除。

3. 筋性视力降低征

由于眶膈区及颞筋区的肌筋挛缩，导致患者的视力降低或阵发性弱视，好发于青少年，眼科专科检查一般无特殊表现。临床用壮医理筋手法施治后，可治愈，但还需后续的自我调治和有效保护，才能根治。

4. 脏腑筋性类似病征

由于筋结病灶与脏器位置重叠或产生牵涉反应等，导致经筋病变的临床症状酷似脏腑病变表现，但脏器的临床有关检查全为阴性，经筋科称之为筋性类似病。常见的有筋性梅核气、筋性类冠心病、筋性类肝胆综合征、筋性肝郁症、筋性类胃痛、筋性类肾绞痛症、筋性类类风湿关节炎等。

5. 气郁或气虚的筋性病征

由于肝气郁结而出现的胸胁苦满，或因肾气亏虚所致的腰酸腿软，皆可在相应的部位查及肌筋器质病变并存，称为气病中的筋性病变。用理筋法施治，可收到气与筋病同功的疗效。

6. 隐筋征

隐筋征即隐蔽的筋性病变，易导致临床的疑诊误诊。隐筋征是目前临床医疗的多种难治病及病因未明疾患的致病因之一。例如肋端综合征、慢性疲劳综合征等。

7. 筋凝征

筋凝征指肌筋长期挛缩形成固结的病征，类似现代医学的肌凝块症等，常见于颞肌、冈上肌、冈下肌及小腿的肌筋等。临床出现相应的局部梭样型症状及结块体征。

8. 筋性累及征

筋性累及征包括筋肉系统病变自身累及、筋肉系统累及其他系统、其他系统病变累及经筋等多重内涵的病症。例如颈侧属少阳经肌筋挛缩的病灶，可累及头面部及肩臂，出现少阳偏头痛及肩臂综合征；胸痛的足太阳经筋病变，可形成心胸相引征；臀部足少阳的筋挛结灶，可累及腰腿肌病症表现的临床征候；腰源性腹痛，常可查及腰部的筋结病灶。筋肉系统病变累及其他系统病变的发生，则出现筋性病变与受累及性病变并存的相应表现。在临床上运用综合消灶、系列解锁的舒筋方法，治疗脏腑病变、神经性病变、心血管病变等，疗效较好。通过舒筋方法治疗经筋系统以外的病征，也有较好的临床疗效。例如精神疲劳导致的筋性疲劳，经筋科通过舒筋疗法手段，可获得精神疲劳与躯体疲劳双解的功效，其比药物消除疲劳的疗效稳定、巩固。

9. 筋性后遗症

筋性后遗症指脑卒中后出现的单纯性肌筋病症，与脑病和偏瘫有区别。单纯的筋性后遗症用理筋法施治，疗效显著。

10. 冷感与冷症

经筋局部性病变导致的气血阻滞，使患者觉得患病部位局部怕冷或局部体温比正常体温偏低，称为冷感。由于广泛性伤筋导致机体气血运行失常以致虚弱，患者出现全身性体温降低，称为冷症。冷感与冷症皆是肌筋病变常见的一种类型。

11. 筋性紧张综合征

由于广泛性的肌性、膜性劳损所导致的肌筋挛缩反应，加上患者对反应的敏感，临床上可发生筋性紧张综合征，例如骨骼肌紧张综合征、紧张性疼痛等。肌筋性紧张综合征，是临床常见的经筋病征之一。

第二节　壮医经筋病灶

壮医经筋病灶即经筋病的临床阳性体征，是经筋病征在体表某一部位的异常表现，壮医经筋学称之为经筋病灶。

（一）经筋病灶的概念

经筋病灶是在经筋体系所属的肌筋膜带及结缔组织等部分，由于人体软体组织病变所形成的临床病态阳性体征的表现。由于人体的经筋组织结构体系庞大、成分复杂，起止、分布及功能各异，并形成纵横交织状态，所以经筋病变的临床体征，具有广泛性和多形性等特点。在临床诊查时，需要根据经筋的不同分布部位、不同组织性质来加以识别和确认。

（二）经筋病灶的特点

由于经筋病是在经筋体系所属的肌、筋、膜、带及结缔组织等部分软体组织病变所形成的阳性体征，故具有点、线、面、多维等特点。

在临床诊查中，经筋病灶常可分为四个类型：病灶点、病灶线、病灶面及多维性病灶。

1. 病灶点

病灶点是点性病灶，病灶一般不大。好发于肌筋的"左右尽筋上"、成角点、交叉点、摩擦点、受力点、小骨粗隆、骨游离端、关节周围及皮节点等。病灶为粗糙样、小颗粒状、结节或"痛性小结"。小者如芝麻、粟米状，中者如绿豆、黄豆样，粗大者如蚕豆、马钱子样，边缘界限清楚，多呈硬结状，触压异常敏感及疼痛。在躯体的分布较广泛，其病灶点出现，与经筋病变部位吻合，但有主次及先后症状表现之分。例如，股内外侧远端的经筋上，常见其病灶点出现，病灶点的大小与病情多呈正相关，当其病灶向上时，则上段病变上升为主要病变表现。

2. 病灶线

病灶线是线性病灶，是临床常见的复合性病灶。好发于骨缝线及筋膜线上，例如颞上线、项上线、人字缝、胸骨正中、腹白线、半月线及脐下"五皱襞"等。此外，肌筋纤维病变亦可见线性病灶。病灶呈线样、竹片状、索状、梭状等。线性病灶中常伴存点性病灶。躯体及肢体的经筋循行力学线，是线性病灶的特殊表现形式。沿着经筋线作诊查，可查到"经筋各有定位"、"病各有所处"的远程病变规律。例如足太阳经筋病变，可自颈、背、腰、臀及大小腿至足底，查出远程的节段性病灶。

3. 病灶面

病灶面是面性病灶，病灶一般较大，呈平面状，在肢体或躯体的同一个平面上可查及，是多经并病的一种病变表现形式。可能因肢体动态活动具有合力和线力作用，病灶面一般至少有两条线的病灶并存，多者呈三线平面病灶分布，但并非在同一个平面上，病灶与三阳经或三阴经的经线非绝对重合。例如在臀部外后侧这个平面区域，常可诊查到三个病灶并存，但这个平面区域主要是足少阳经筋循行而过。因此，对病灶面的查灶，不宜绝对拘泥于按经线循行诊查，乃应以肢体动态活动的力学观来进行查灶。

4. 多维性病灶

多维是指具有两个平面以上维象的结构体。以人身躯体及肢体前、后、左、右四个侧面而论，则为四维构体；以阴阳拮抗面而论，则为两维构体。在机体的动态活动中，发生阴损及阳、阳损及阴的肌筋损伤甚为常见。因此，经筋学科确立了多维性查灶及治疗的方法。例如，颈部筋三角筋区的多维病灶。又如，腰、腹、腿的三个筋区呈人体中下部的三维构体，病变常发生联系，称为腰腹腿三角。这就是壮医经筋多维性病灶的类型。

（三）经筋穴位

经筋穴位即是在经筋阳性病灶上使用的针刺穴位，在形态及分布方式、使用方法、治疗手段等，都有别于中医针灸的腧穴。对于经筋病治疗穴位位置的确定，必须在诊查到阳性经筋病灶后，方可进行治疗穴位的确定，而且所确定的穴位可因人、因病而异。经筋病的施治法则，不会局限于以固定的穴位来套治同类的病症，也就是选穴灵活机动。经筋的阳性病灶所建立的点、线、面及多维性构成的体系，既有局部性的点性腧穴、线性腧穴及机体一个侧面的面性腧穴，又有从机体的整体来确立多维性的诊查治疗法则，能起到标与本同治的作用。

（四）经筋病灶高发区

根据经筋病的特点，经筋病在人体中最易发病的部位即高发区分布以下。

（1）头部：眶膈筋区，额筋区，颞筋区，耳筋区，枕筋区，顶筋区，面筋区。

（2）颈部：颈侧筋区，颈后筋区。

（3）肩背部：冈上筋区，冈下筋区，肩胛间筋区及华佗夹脊筋区。

（4）腰臀部：臀筋区，骶筋区，臀外侧筋区，腰三角筋区。

（5）胸部：胸骨筋区，胸肋关节筋区，锁骨下筋区，外侧胸筋区，肋弓筋区，剑突及游离肋骨筋区。

（6）腹部：腹浅层筋区（按九区划分），腹深层"缓筋"筋区。

（7）上肢：肩筋区，上臂筋区，肘筋区，前臂筋区，腕筋区，指掌关节筋区。

（8）下肢：腹股沟筋区，股三角筋区，股筋区，膝关节筋区，小腿筋区，踝关节筋区，跖趾筋区，足底筋区。

第四章　经筋的循行及筋结病灶分布

第一节　经筋的循行和分布

依照壮医经筋点、线、面、多维性的四大特点，以下着重介绍十二经筋的循行及穴位的分布情况。

一、手太阳经筋的循行和分布

（一）循行分布情况

手太阳经筋起于手小指上行于腕外侧，达肘后过肘到腋后外，散于肩胛，过冈上上颈，绕耳交叉于耳前、上额角，最终到达目外眦。

（二）穴位分布主要区域

腕掌外侧筋区、肘后区、上臂后侧筋区、肩胛冈上及冈下筋区、颈后侧筋区、耳周筋区及面额外侧筋区。

（三）主要穴位

头额角及目外眦，耳周筋的耳上、耳前及耳后的穴位，完骨穴，颈后外侧筋穴，肘后背侧筋结穴，腕外侧筋结穴等。

（四）经筋走向及筋结病灶图

手太阳经筋的走向及分布、筋结病灶、穴位点如图 1 所示。

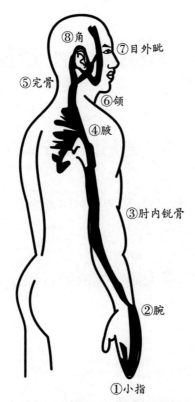

⑧角　　　⑦目外眦

⑤完骨　　　⑥颌

④腋

③肘内锐骨

②腕

①小指

图 1　手太阳经筋筋结病灶图

二、手少阳经筋的循行和分布

（一）手少阳经筋循行

起于小指次指，过掌入腕，沿前臂外侧上达肘，循上臂上肩达颈，过下颌达目外眦，上头额角而终止。

（二）穴位分布主要区域

掌背中外侧筋区、腕背筋区、前臂外侧筋区、肘臂外侧筋区、肩颈外侧筋区、外眦及头额外侧角筋区。

（三）主要穴位

额外侧角及外眦之筋穴，面颊筋穴，颈少阳经筋穴，肩部筋区穴，上臂外侧筋区穴，肘外侧经筋穴，前臂外侧少阳经筋穴，腕背正中经筋穴，次指微筋穴。

（四）经筋走向及筋结病灶图

手少阳经筋的走向及分布、筋结病灶、穴位点如图 2 所示。

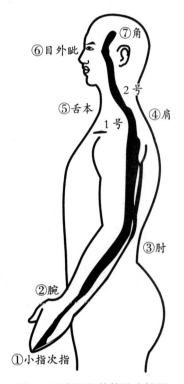

图 2　手少阳经筋筋结病灶图

三、手阳明经筋的循行和分布

（一）经筋循行情况

手阳明经筋起于次指爪，过掌背内前侧入腕，沿前臂上侧达肘，上肩达颈前侧，上颊分支到迎香，主干上颧达前颞，跨越头角对侧。肩部分支到达背。

（二）穴位分布主要区域

颞额筋前区，耳前筋区，颊筋区，颈前侧筋区，肩前筋区，上臂前侧筋区，肘外侧筋区，前臂外侧筋区，腕内侧筋区。

（三）主要穴位

前额外上经筋穴，颞前筋区穴，颊筋穴，颈前侧筋区穴，肩前筋区穴，上臂前侧筋区穴，肘外侧筋区穴，前臂外侧筋区穴，腕内侧筋穴，掌次指关节筋穴。

（四）经筋走向及筋结病灶图

手阳明经筋的走向及分布、筋结病灶、穴位点如图 3 所示。

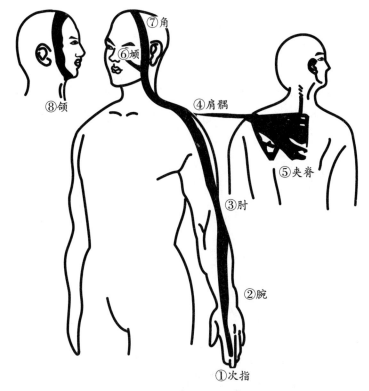

⑦角
⑥颇
⑧颌
④肩髃
⑤夹脊
③肘
②腕
①次指

图3 手阳明经筋筋结病灶图

四、手太阴经筋的循行和分布

（一）经筋循行分布情况

手太阴经筋起于拇指爪末端，过鱼际入腕外上侧，上前臂内前侧入肘，过上臂内上侧达肩髃前，上缺盆，下结于胸里，分散过膈，会合胁下，达季肋。

（二）穴位分布主要区域

季肋筋区，胸前外侧筋区，锁骨筋区，肩前侧筋区，上臂内上侧筋区，肘内上侧筋区，前臂内上侧筋区，腕内上侧及鱼际筋区。

（三）主要穴位

季肋筋区穴，胸前外侧穴，锁骨筋区穴、肩前及上臂内上侧筋区穴，肘部内上侧筋区穴，前臂内上侧筋区穴，腕桡侧筋区穴，鱼际及拇指掌内上侧筋穴。

（四）经筋走向及筋结病灶图

手太阴经筋的走向及分布、筋结病灶、穴位点如图4所示。

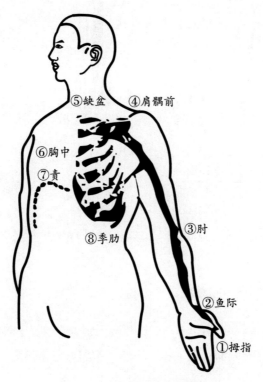

图4　手太阴经筋筋结病灶图

五、手少阴经筋的循行和分布

（一）经筋循行分布情况

手少阴经筋起于小指爪内侧，循小指结于锐骨（豆骨），过腕向上，循前臂内下侧入肘，循上臂内下侧上循入腋内，过胸伏于乳，沿膈下达系于脐部。

（二）穴位分布主要区域

胸前经筋区，脐部筋区，腋前侧筋区，臂前内侧筋区，肘内侧筋区，前臂内侧筋区，腕内侧筋区，掌指内侧筋区。

（三）主要穴位

脐周筋结穴，前胸中下部筋结穴，腋前内侧筋结穴，肘部内侧尽筋头穴，前臂内侧筋结穴，腕部内侧筋结点，掌内侧根筋结穴，小指指节筋结点。

（四）经筋走向及筋结病灶图

手少阴经筋的走向及分布、筋结病灶、穴位点如图 5 所示。

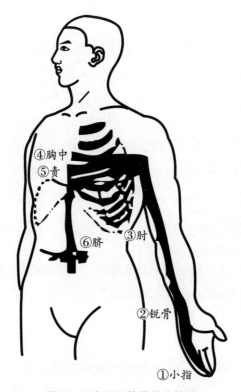

图 5　手少阴经筋筋结病灶图

六、手厥阴经筋的循行和分布

（一）经筋循行分布情况

手厥阴经筋起于中指，上循于手太阴及手少阴经线之间，入腕、上前臂与手太阴经筋并行，入肘，结于腋下，向下分散其前后，挟胁旁，分支入腋下，散布胸中，结于膈。

（二）穴位分布主要区域

两侧前胸筋区，胁下筋区，腋下筋区，上臂前内侧筋区，肘部附近尽筋上，前臂前侧中部筋区，腕部正中筋区，中指掌各节筋结筋区。

（三）主要穴位

两侧前胸筋结穴，胁下筋区筋结穴，腋下筋区筋结穴，上臂内侧筋区筋结穴，肘部前侧肘关节前后尽筋上，前臂前侧正中筋结穴，腕部前侧正中筋结穴，掌中筋结穴，中指各节筋结穴，中指末端经筋穴。

（四）经筋走向及筋结病灶图

手厥阴经筋的走向及分布、筋结病灶、穴位点如图6所示。

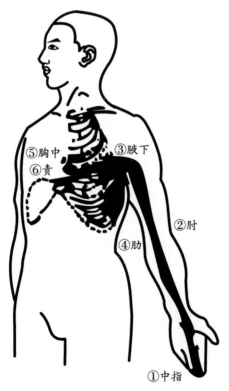

图6 手厥阴经筋筋结病灶图

七、足太阴经筋的循行和分布

（一）经筋循行分布情况

足太阴经筋起于足大趾内侧端，循足掌内侧而上，入踝。直行者循足小腿内侧循行于胫骨内踝上沿，结于膝内侧内辅骨，过膝入大腿内侧，循大腿内侧上行，入结于股骨，会聚于阴部；上向腹、脐，沿腹里达胁，散于胸，并附着于脊椎。

（二）穴位分布主要区域

脊后及腰侧筋区，上胸廓筋区，胁部筋区，脐下筋区，阴器筋区，髀上外侧筋区，大腿内侧筋区，膝内侧附近尽筋上，小腿内侧（胫后）筋区，踝上及踝前外侧筋区，跖筋前侧及拇趾筋区。

（三）主要穴位

脊中后侧旁筋结穴，腰侧筋结穴，上胸及胁部筋结穴，脐下筋结穴，阴器筋滞穴，髀内上侧筋结穴，大腿内侧筋结穴，膝内侧经筋头穴，小腿内侧筋结穴，踝后上及前侧筋结穴，跖前沿筋结穴，拇趾外侧筋结穴。

（四）经筋走向及筋结病灶图

足太阴经筋的走向及分布、筋结病灶、穴位点如图 7 所示。

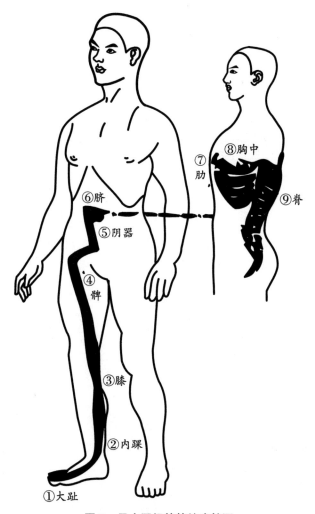

图 7　足太阴经筋筋结病灶图

八、足少阴经筋的循行和分布

（一）经筋循行分布

足少阴经筋起于足小趾下边，同足太阴经筋并行斜向内踝下方，结于足跟，与足太阴经筋会合，上循于胫骨内侧，同足太阴经筋并行，沿大腿内侧结于阴部，沿脊椎旁肌筋上达后项结于枕骨，会合足太阳经筋。

（二）穴位分布主要区域

枕筋区肌筋，腰脊旁肌筋，阴部肌筋区，大腿内侧筋区，膝内侧肌筋，小腿内前侧肌筋筋区，足踝后上侧筋区，足底中部筋区。

（三）主要穴位

枕筋区筋结穴，腰椎旁筋结穴，阴部肌筋筋穴，大腿内侧肌筋区结穴，腘内侧膝周尽筋头穴，小腿内侧筋结穴，足踝后及足跟筋结穴，足踝前内侧筋结穴，足底中部掌心筋结区筋结穴。

（四）经筋走向及筋结病灶图

足少阴经筋的走向及分布、筋结病灶、穴位点如图8所示。

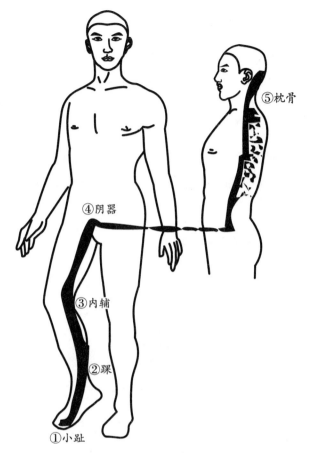

图8　足少阴经筋筋结病灶图

九、足厥阴经筋的循行和分布

（一）经筋循行分布

足厥阴经筋起于足大趾上边，循足掌内侧上行，结于足内踝前，过踝，上循小腿内侧、胫骨内侧，结于胫骨内踝下，过膝上行于大腿内侧，上行结于阴部，联络各筋。

（二）穴位分布主要区域

阴器筋区，大腿内侧筋区，腘内侧胫内踝筋结区，小腿内侧上沿筋结筋区，踝筋区，足掌内上沿筋区，拇趾内上侧筋区。

（三）主要穴位

足大趾内上侧筋结穴，足掌内上侧筋结穴，内踝内侧筋结穴，小腿内上侧筋区筋结穴，胫内踝筋区筋结穴，大腿内下侧筋区筋结穴，阴部筋区筋结穴。

（四）经筋走向及筋结病灶图

足厥阴经筋的走向及分布、筋结病灶、穴位点如图 9 所示。

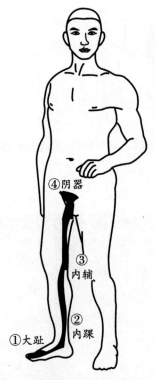

图 9 足厥阴经筋筋结病灶图

十、足太阳经筋的循行和分布

（一）经筋循行分布

足太阳经筋起于足小趾，循足掌侧外侧而上入踝，结于足跟，上沿筋腱结于腘，分支结于踹外，上至腘内，与腘中一支并行于大腿后，结于臀，向上夹脊旁直上至上项，分支结于舌，直行结于枕，上头、下额，结于鼻，分支构成"目上网"，下结于鼻旁；另一支从腋后侧结于肩髃，分支入腋下，上出缺盆，向上结于乳突；另一支出缺盆，斜鼻旁循上达颅。

（二）穴位分布主要区域

足掌外侧筋区，小腿后侧筋区，腘筋区，大腿后侧筋区，臀筋区，华佗夹脊筋区，颈后及颈侧筋区，腋肩筋区，头侧及额筋区，面及鼻侧筋区。

（三）主要穴位

小腿后侧筋区筋结穴，腘窝内外侧筋结穴，大腿后侧筋区筋结穴，髀区筋结穴，华佗夹脊筋结穴，颈侧筋区筋结穴，腋肩筋区筋结穴，鼻旁及目上网筋区筋结穴。

（四）经筋走向及筋结病灶图

足太阳经筋的走向及分布、筋结病灶、穴位点如图10所示。

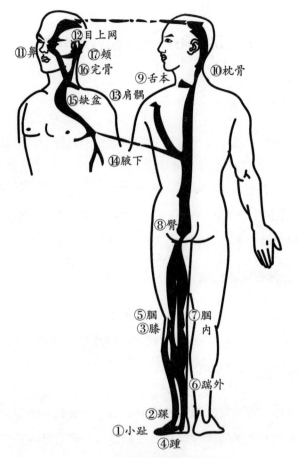

图 10　足太阳经筋筋结病灶图

⑪鼻　⑫目上网　⑰频　⑯完骨　⑨舌本　⑩枕骨　⑮缺盆　⑬肩髃　⑭腋下　⑧臀　⑤腘　③膝　⑦腘内　⑥踹外　②踝　①小趾　④踵

十一、足少阳经筋的循行和分布

（一）经筋循行分布

　　足少阳经筋起于足无名趾，沿足外上侧结于外踝，上沿胫骨外缘结于膝外侧；分支另起于腓骨，上行股骨外侧，前面结于股四头肌处，后面结于骶骨，直行者上经腰侧、季肋，联乳颈头颠顶交叉，下走下颌部，结于鼻旁，分支结于目外眦，形成"头外维"。

（二）穴位分布主要区域

头部侧筋区，鼻目筋区，腋肋筋区，臀尻筋区，大腿外侧筋区，膝外侧筋区，足腓侧及外踝筋区。

（三）主要穴位

头侧筋区筋结穴，鼻旁及目筋区筋结穴，腋肋筋区筋结穴，臀骶筋区筋结穴，大腿外侧筋区筋结穴，膝筋区外侧筋结穴，腓侧筋区筋结穴，踝筋区及足掌外侧筋区筋结穴。

（四）经筋走向及筋结病灶图

足少阳经筋的走向及分布、筋结病灶、穴位点如图 11 所示。

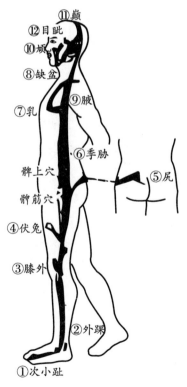

图 11　足少阳经筋筋结病灶图

十二、足阳明经筋的循行和分布

（一）经筋循行分布

足阳明经筋起于足中间三趾，结于足背，斜向外侧一支，盖过腓骨，上行结于膝外侧，直上结于髋关节，上沿胁部，属于脊椎。其上行直者，上沿胫骨，结于膝，分支结于腓骨，会合足少阳经筋。直行者上沿股四头肌处上结于股骨前，会聚于阴部，向上分于腹部，达上胸结于缺盆，上颈，挟口角，会合于鼻旁，下边结于鼻部，上边会合足上太阳经筋，其分支从两颊结于耳前。在目，足太阳形成"目上网"，足阳明形成"目下网"。

（二）穴位分布主要区域

目、鼻、耳、口、颊筋区，腰侧筋区，髀筋区，大腿前及侧筋区，小腿前及侧筋区，足背筋区。

（三）主要穴位

五官的耳、鼻、目、口筋区筋结点，腰侧筋区筋结穴，髀筋区筋结穴，大腿前及外侧筋结穴，小腿胫腓筋区筋结穴，足背筋区筋结穴。

（四）经筋走向及筋结病灶图

足阳明经筋的走向及分布、筋结病灶、穴位点如图12所示。

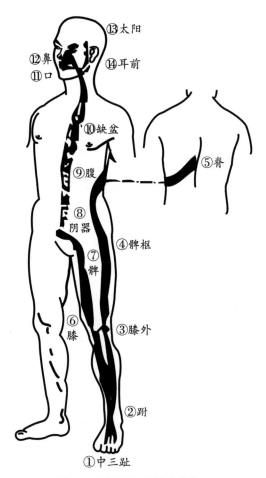

⑬太阳

⑫鼻
⑪口

⑭耳前

⑩缺盆

⑤脊

⑨腹

⑧阴器

④髀枢

⑦髀

③膝外

⑥膝

②跗

①中三趾

图12　足阳明经筋筋结病灶图

第二节　常见的筋结病灶及其分布

一、常见的筋结病灶好发区

经筋病变所形成的筋结病灶的好发区域遍布全身，星罗棋布。根据经筋病的特点，为便于临床诊治，现将筋结病灶好发部位或区域叙述如下。

（一）头部筋结病灶好发区

（1）眶膈筋区：眼眶周及鼻骨两侧筋区。

（2）额筋区：前额筋区所属筋性组织。

（3）颞筋区：颈上线以下、眼至耳间筋区。

（4）耳筋区：自耳上、耳前及耳的筋区，枕筋区及枕侧筋区（即枕部及枕侧部）。

（5）颞合筋区：颞下部、耳前区及颧弓下沿筋区。

（6）面筋区：面颊及口周筋区。

（二）颈部筋结病灶好发区

（1）风池筋区：风池穴及其左、右、上、下四周之筋。

（2）风府筋区：风府穴及其左、右、上、下之筋。

（3）乳突下筋区：乳突前、后及其下部的颈筋区。

（4）颈侧筋区：后颈侧部筋区。

（5）颈后筋区：后颈正中线及旁线筋区。

（三）肩臂筋结病灶好发区

（1）冈上筋区：肩胛冈上部及颈至肩部的筋区。

（2）喙突筋区：喙突至肱前侧筋区。

（3）肩筋区：肩部的肩关节及上臂肌筋。

（4）肘筋区：肘关节及前臂肌筋。

（5）腕掌筋区：腕关节及掌指肌筋和关节。

（四）背部筋结病灶好发区

（1）肩胛筋区：肩胛冈、冈下窝及内侧缘、内上角、外侧缘等。

（2）肩胛间筋区：两肩胛骨间的肌筋。

（3）华佗夹脊筋区：脊椎两侧的肌筋。

（4）后肋弓筋区：后胸肋弓及胁部。

（五）前胸廓筋结病灶好发区

（1）胸锁筋区：胸骨与锁骨衔接部及锁骨下肌筋。

（2）胸骨前筋区：胸骨体、胸骨柄及胸肋关节肌筋。

（3）肋弓筋区：前肋弓各肋面及肋间肌筋。

（4）剑突筋区：剑突体及尖部肌筋膜。

（5）游离肋骨区：第十一游离肋内体、第十二游离肋内体及其肋端肌筋膜。

（六）腰筋结病灶好发区

（1）腰脊筋区：腰脊肌及筋膜。

（2）腰三角筋区：髂嵴与肋骨间肌筋。

（七）腹筋结病灶好发区

在按四线九区划分法的基础上加腹筋待检部位。

（1）腹部正中区：上中腹肌筋、中中腹肌筋、下中腹肌筋。

（2）左侧腹筋区：左上腹肌筋、中腹肌筋、下腹肌筋。

（3）右侧腹筋区：右上腹肌筋、中腹肌筋、下腹肌筋。

（4）髂窝肌筋区：左、右髂窝及髂前上棘附近肌筋。

（5）下腹侧深层缓筋区：左、右下侧腹足阳明缓筋。

（6）腹股沟筋区：左、右腹股沟肌筋。

（八）臀骶筋结病灶好发区

（1）髂脊筋区：沿髂骨脊周边及其后外的肌筋。

（2）骶筋区：骶骨后侧正中及两侧的肌筋（八髎肌筋）。

（3）尾筋区：尾骨及骶裂孔肌筋。

（4）臀筋区：臀上、中、下及内外侧的肌筋。

（5）坐骨筋区：左、右坐骨结节肌筋。

（6）股关节筋区：股关节及其周围的肌筋。

（九）下肢肌筋结病灶好发区

（1）股筋区：大腿根的腹侧肌筋。

（2）膝筋区：膝关节周围的肌筋。

（3）腘筋区：腘窝浅中、深层肌筋及其上、下、左、右角附着的肌筋。

（4）小腿筋区：小腿前、后及两侧的肌筋。

（5）踝关节筋区：踝关节周围的肌筋。

（6）掌蹠趾筋区：掌部、蹠部、趾骨各关节的肌筋。

（7）足底筋区：足掌底面的肌筋。

二、常见的筋结病灶分布图

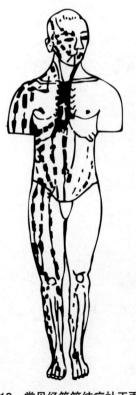

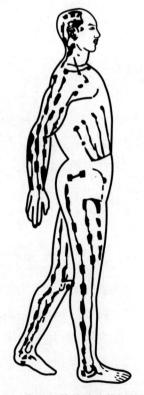

图 13　常见经筋筋结病灶正面图　　　　图 14　常见经筋筋结病灶侧位图

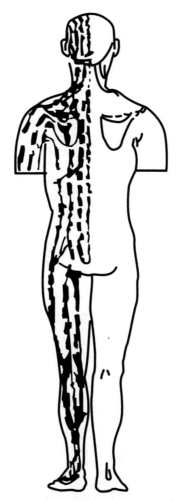

图 15　常见经筋筋结病灶背位图

三、天部的筋结病灶分布图

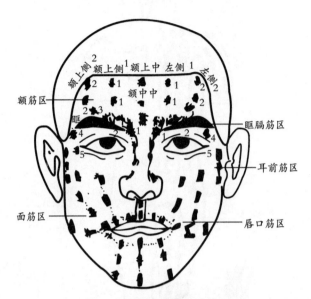

图16 额面经筋筋结病灶图

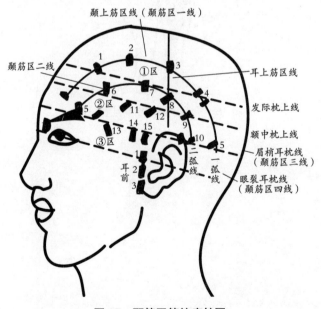

图17 颞筋区筋结病灶图

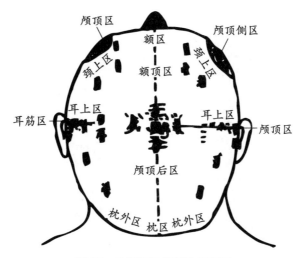

图 18　头顶部经筋筋结病灶图

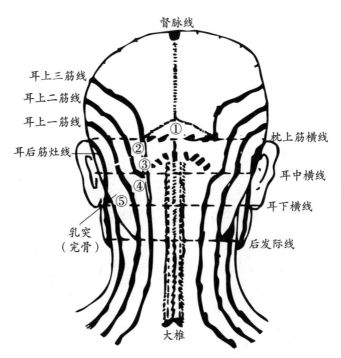

图 19　枕颈筋区筋结病灶图

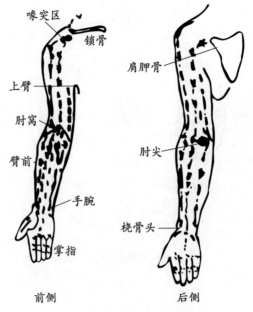

图 20 上肢经筋筋结病灶图

四、人部的筋结病灶分布图

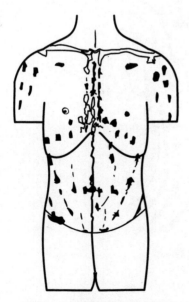

图 21 胸腹部经筋筋结病灶图

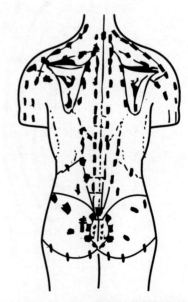

图 22 背、胸、腰、臀部经筋筋结病灶图

五、地部的筋结病灶分布图

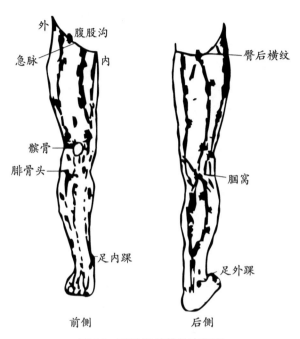

图 23　下肢经筋筋结病灶图

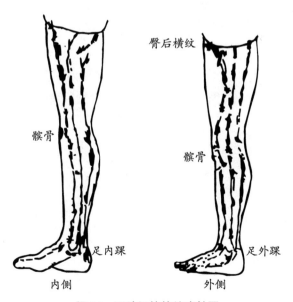

图 24　下肢经筋筋结病灶图

第五章　经筋病的诊查方法

壮医经筋病的诊查方法是对经筋病阳性体征进行检查诊断的方法，简称为经筋查灶法。

第一节　壮医经筋查灶法

一、壮医经筋查灶法的定义

壮医经筋查灶法是壮医经筋专科所特有的疾病检查诊断方法。为查找出经筋病灶所在部位的临床阳性体征，通过医者双手密切配合，直接触摸患者患处的经筋组织，以查明经筋病灶所在部位、形态特征及其连锁反应规律，为进一步施治提供临床依据。

对于经筋病灶的具体检查方法，早在《黄帝内经》就有记载。《灵枢·四时气》提出了"得气穴为定"的定位检查法，《灵枢·卫气失常》提出"候病所在"，《灵枢·背俞》也谈及"应在中而痛解"的检查经验。《灵枢·卫气》则指出"必先按而在久应于手"的通过手触诊进行检查的方法，这是最早对查灶法的具体描述。

临床实践表明，壮医经筋查灶的诊查方法具有灵敏度高、识别力强、定位准确、操作方便及实用、安全可靠等优点，是一种非常有效而又非常准确的诊断方法，有较强的实践性和可操作性，更易于掌握和推广应用，是目前解决一些疑难病和经筋病便捷而有效的检查诊断方法。

二、壮医经筋查灶的要求和方法

（一）壮医经筋查灶的一般要求

（1）询问病史，体格检查，常规化检，以了解全身健康状况。

（2）对基础检查发现的疾患可疑迹象进行必要的特殊检查，以明确疾病性质。

（3）对经筋病症可疑的恶性病变及骨性病变，要加以鉴别和排除。

（4）进行经筋专科有关检查，如肌电图检查、电刺激兴奋点检查、经络测定仪检查、经穴区带检查、内脏皮肤反应区检查、经筋病灶诊查等。

（二）壮医经筋查灶的诊查顺序

患者一般取卧位（仰卧位或俯卧位），还可根据需要取侧卧位。医者在询问病史和体格检查的基础上，再进行经筋查灶法诊查。

全身性查灶，诊查顺序一般是从头部开始，延及颈、肩、胸、腹、背、腰及四肢。通过初次探查，主要了解患者整体经筋病变的基本情况，然后对经筋病的重点病区及继发连锁反应形成的体征部位进行详细诊查，以全面查出明显的及隐伏性的阳性病灶，并做好病灶分布部位的记录，为进一步实施消灶及解锁提供准确、可靠的依据。

局部查灶，只需要在患者患病的局部和周边以及可能累及的肌筋进行诊查即可。

（三）诊查的具体方法及技术要领

1. 具体方法

壮医经筋诊查方法主要是采用手触诊查法。医者两手密切配合，左手着重协助固定诊查部位及提供诊查之方便，右手根据所诊查部位的生理形态、肌筋的厚薄及层次、正常组织的张力和结构形状等情况，分别运用拇指的指尖、指腹及拇指与四小指的握合力（即指合力），构成主要探查工具。同时，运用指力、掌力、腕力、臂力及肘力协调配合，对诊查的区域做浅、中、深层次的探查，即由浅而深、由轻而重，以循、触、摸、按、切、拿、弹拨、推按、拔刮、钳掐、揉捏等手法进行梳理探查。通过正常与异常的触觉进行对比，结合患者对手法探查所表现出的反应，可以识别阳性病灶是否存在及其表现的特征和病变所在部位、与周围组织的关系等，以确定阳性病灶。对于一时难以辨清的病灶，需做反复地探查，或做会诊检查、特殊检查等，以做出确诊。对可疑细菌性感染、病毒性感染、恶性病变等异态病灶，要及时做出相应的检查（CR、CT等），以确诊鉴别。

2. 技术要领

壮医经筋查灶诊查技术的基本要领：

（1）要对诊查的部位、区域的生理结构状况熟悉，才能做到心中有数，手下游刃自如。

（2）要充分发挥拇指的指尖及指腹的灵敏作用，并合理运用指掌和指合力的功能及作用。

（3）必须双手密切相配合，经过触摸、查找，及时、准确地发现和辨认出阳性病灶及其准确位置。

（4）要具备识别真假阳性病灶的能力。即通过触摸、诊查，将查出的病灶进行真伪辨别，然后将查出的经筋病灶阳性体征，用经筋理论进行指导，推断疾病形成原因及性质，进而确认疾病的本质，为进一步确立治疗原则和治疗方法提供正确的依据。

第二节　壮医经筋病灶的特点和特征

一、壮医经筋病灶的特点

根据壮医经筋病灶的特点，经筋病灶高发区也有点、线、面和多维的四大特点。

（一）经筋病灶高发点

壮医在临床实践中发现，肌筋的起点及终止附着点（古壮医称为左右尽筋头）以及肌筋的交会点，常常是经筋病灶的高发点，如腓肠肌肌筋的承山交会点、髂肌与腰大肌肌筋于腹股沟（冲脉处）的交会点等；其次，肌筋的力学受力点是经筋病灶的高发点，如肩胛提肌肌筋第二至第四颈椎横突点、颈侧受力点及肩胛骨内上角点；再次，游离骨质点也是经筋病灶高发点，如腰椎第三横棘突、颈椎第二横突、第十二游离肋端、剑突尖端点等。另外，骨粗隆部位，如肱骨粗隆、肱骨内上踝和外上踝、股骨内外踝等，都是经筋病灶的高发点。在这些部位均可诊查到经筋病灶点。

（二）经筋病灶高发线

人体的骨缝沟、线，则是经筋病灶的高发线，例如颞上线、项上线、颅骨人字缝、冠状缝等。而在经筋循行径线上也可以诊查到连锁反应型病灶，例如，手太阳经筋循经的头颈侧—肩背—臂肘—腕部的线性灶、足阳明经筋的下侧腹—中腹—胸—颈部的连锁反应病灶等。一般情况下，沿着十二经筋的循行路径，均可以查到相应的线性型反应病灶。

（三）面性型反应病灶

面性型病灶系指在同一平面，可查到多经并病的病灶。例如，在手三阳经所循经的颈、肩、臂部位，常可查到三经并病的阳性病灶，这就是面性型病灶。

（四）多维性型反应病灶

多维，系指具备两个层面以上的物理像结构，它构成物质的立体感。人体的构形，有前、后、左、右四个侧面，呈扁球形构体。肌筋在机体动态活动过程中，皆多发生左与右、前与后的既是拮抗又是协调统一的动作。故肌筋的损伤，具有多维性并存的客观规律。经筋疗法是依据上述原理，在诊查经筋病灶时，确立起多维性的查灶消灶方法。例如对腰痛患者，既要作腰部及腿部的局部性及线性型病灶阳性体征的诊查，也要进行腹股沟及腹部深层缓筋的查灶。又如对肩周炎患者，经筋疗法不仅要把目光集中于肩周的局部体征诊查，还应对其颈、肩、臂的连带关系依次进行前后上下的四维查灶，以及多维系列性解锁。

二、经筋病灶的形态特征

在经筋病灶的临床诊查过程中，首先要对高发病区域进行诊查，然后对病灶连锁反应区、线进行逐一诊查、排查，在此基础上，再对多维病灶进行诊查。这个诊查过程，是常见经筋病灶的诊查方法，诊查的正确与否，严重影响临床疗效和治疗效果。

在诊查经筋病灶之前，首先要了解经筋阳性病灶有哪些形状特征及特点。经筋阳性病灶，是经筋组织在病理状态下的生物体态变异。因此，阳性病灶形态特征的形成，应具备在原经筋组织生理形态的基础上形态改变这一特点。故临床可以通过"知其常则知其变"的正常与变异对照比较，进行识别和分类。

经筋病灶的临床表现，多因人、因病、因经筋组织成分等的不同而有所差异，但它具备可查及的形态特征。一般情况下，经筋病灶有七种表现形式的形态特征。

（一）粗糙状病灶

粗糙状病灶，是经筋阳性病灶的一种表现形式，临床较为常见。好发于经筋组织活动度较大、受摩擦损伤机遇较多的部位，例如，腕关节的桡骨茎突远端、上胸胸肋关节附近周边、硬肋骨与软肋骨衔接处的筋膜等。单调固定体位的职业病患者、超阈限活动量较大的运动员和部队战士以及体质较单薄的妇女等，是常见出现阳性经筋病灶的人群。于患部诊查，可触知患处经筋组织呈粗糙样病态形征，用切拨法及指尖按旋法的诊查易于查出。切按时，医者的触感与患者病态异常的感觉相吻合。粗糙状病灶，临床多处于隐蔽状态，患者常以其他症状苦诉而就诊，极易造成临床上的误诊。X 光、CT、B 超等先进检查手段对本病灶的分辨力较低，多不做阳性体征报告，成为现行医疗的误区之一。

（二）增厚型病灶

增厚型经筋阳性病灶，系临床常见的经筋病灶之一。其临床表现是经筋病变部位组织增厚，疼痛明显，反复发作，迁延不愈；急性发作期多伴随局部组织发生水肿，以致反应性轻微红肿。患者常以明确的定位病症求医，主诉的起病成因有挫伤、捩伤、跌仆及撞击病伤史等，亦有自身不明其起病原因者。病程较长是本病型的一般共同点。好发于头部、胸廓、肢体远端及关节周围。用指尖切拨法诊查，可查出局部经筋组织增厚、硬度增加，以致局部隆突、周围水肿等。病灶面积较大者，在查及增厚性病灶范围内，尚可检到索样性的病灶伴存。增厚型病灶除了局部疼痛、功能障碍之外，临床上常因其所处的不同部位，还产生牵涉性反应的多种不易察觉的症状。

（三）微粒样病灶

微粒样病灶呈芝麻粒或绿豆粒大小，好发于微小关节周围浅而薄层的肌筋膜机体部位。例如，指关节和腕关节伸侧的骨性小关节，桡骨茎突远端和足跟关节周围的骨小突等，多系微小筋膜及微韧带附着点损伤所形成的筋结病灶，是造成关节炎混淆致因之一。筋膜性的筋头结灶好发于颞筋区、颈项筋区、胸腰筋膜区及大腿外侧的阔筋膜张肌、胫前肌筋膜区等。

（四）颗粒及结节型病灶

颗粒及结节型病灶大小如黄豆粒、花生粒、蒜瓣、蚕豆粒样不等。好发于微小的肌性组织如大皱眉肌、小皱眉肌、蹠肌等及尽筋头的附着点，股内侧肌及股外侧肌于膝关节附近的尽筋头附着点，肱桡肌肌腱于桡骨远端的茎突附着部位等。肌肉及附着于骨性组织的膜性筋膜，皆有可能发生附着点的筋结病灶，但其疼痛症状导致患者主诉多在远端的尽筋头，是中医所称的着痹及现代医学所称的骨性关节炎的常见致因之一。

（五）线样及竹小片状病灶

线样及竹小片状病灶细长，细者如丝线样，稍粗者如小竹片状，亦见呈小索样状的病灶。好发于颞筋区、后项浅筋膜、胸骨体前正中线、颞上线及人字缝等；腰部肋脊角及其附近，也是本病灶形征的好发区域；颈背及后上胸至肩前的线性样病灶，多由斜方肌的肌性组织形成，成为颈肌肌纤维炎的伴随病灶；后下胸的小片形病灶，常由所在部位的肌筋膜非菌性炎症所形成；额筋区的细长状病灶，多由所在部位筋膜及部分血管的质变而形成。

（六）索样型病灶

索样型病灶如索样，较长而弦紧，多在皮下，可触及，好发于腹部脐下"五皱襞"、腹白线、半月线及腹侧。腹部的索样病灶，常可于肌筋膜联合部位查及，与筋膜联合的构形比较相称，但其正常的质地产生了显著改变。病灶增厚、挛缩、弦紧及异常的触压疼痛，导致浅层腹痛及以理筋法将患者病痛解除等，说明腹筋疼痛是引发腹痛的致因之一。腹侧的索样型病灶，好发于膜性的肌束，以腹外斜肌的病变较为常见，其上结于下胸胸肋的致痛，常可致肝气郁结与肝胆综合征混淆；其后下肋弓的筋结，常为腰痛连腹的成因之一。肢体远端的索样型病灶，多见于相应的肌性、筋性及肌腱的病变，作相应的筋腱查灶，可有效查明。

（七）结块型病灶

结块型病灶，是机体常见多发的筋性阳性体征的一种类型。好发于骨骼的肌筋膜、肌束膜、肌腱及肌间膜等的损伤部位，根据原组织形态及损伤程度，其形状、大小存在较大的差异，小者如黄豆粒，中等者如马钱子、小板栗等，粗大的结块呈鸭腿形、棱形、扁圆形及长块形等，拟似现代医学的肌纤维组织炎、肌凝块症等的病理形征。此外，还可能存在部分滑液囊及脂肪垫等的参与。硬结块型的病灶，多呈点—线—面及多维性分布，其中足太阳经筋所循行的腿后侧及腰背脊椎两侧、足少阳经筋分布于身侧的肌筋，一般较易查到其病情不同程度的阳性体征，并且多呈现颈点、肩点、腰点、臀点、腋窝点、承山穴位点等的重点区域性筋结。软结块型的病灶，常好发于头部，成为不明性头晕头痛的致因之一。

局限型的肌筋病灶，常有多种肌筋性综合征的临床体征，例如冈上肌的结块，可成为临床上冈上肌综合的症状及体征表现。广泛型的肌筋结块，临床上常可导致全身性症状出现，例如可出现疼痛综合征、紧张综合征、慢性疲劳综合征等。

第三节　经筋病灶的诊查

在经筋病灶的临床诊查过程中，特别要注意的是对高发病区域的重点诊查，还要对病灶连锁反应区进行点—线—面逐一诊查、排查，在此基础上，再进一步对多维病灶进行诊查。这个诊查过程，是经筋病灶诊查及治疗的关键所在。

一、常见经筋区域病灶的诊查

常见经筋区域即经筋查灶的常用诊查区域，是临床重点诊查的高发病灶区。一般按广泛性伤筋及局限性伤筋进行诊查。广泛性伤筋者，要在身体多个部位的经筋区域进行诊查；局限性伤筋者，则在局部进行诊查。

经筋区域的诊查是经筋查灶法的基础，正确选择经筋区域，对经筋病的治疗具有重要意义。临床要根据经筋病的演变规律，顺藤摸瓜，将原发性病灶、继发性病灶及病变区域进行逐一诊查。例如针对偏头痛患者，除了对其头部的眶膈筋区、颈筋区及枕筋区诊查外，应对颈肩的筋区同时进行诊查，常可发现颈肩部的伤筋牵连头痛阳性病灶，这是医治筋性头痛不可缺少的连续诊查步骤。

在区域经筋查灶时，要特别注重对经筋的起止附着点、交会点、狭窄点、成角点、拐弯点、摩擦点、受力点及应力点等的诊查，而且对经筋循入的溪谷、凹陷、缝隙等，还要循着筋线的延伸方向加以追踪诊查，力求查出隐蔽状态（或者深层经筋）的阳性病灶。例如，头部眶膈筋区及额筋区的查灶，要对鼻骨内侧的上颌额突、泪骨之间的小筋膜及内眦的肌筋进行细致的切拨探查，然后将指合力的拇指尖向眶内上角探查大皱眉肌是否也有发生"筋结"，再把拇指尖沿着眶上沿，于眶上沿的中部及末部探查眶沿的结灶；查完眶上沿后，又继续往攒竹、眉间印堂、眉弓、瞳子髎及丝竹空等进行循线诊查，再移向颞筋区进行查灶。

（一）颞筋区经筋查灶

颞筋区是头部颞侧病灶高发区域，该区的肌肉短小，筋膜丰富，形成薄而弦紧的状态。宜采用拇指指尖切拨的查灶方法。一般从撷窝诊查开始，用拇指指腹揉拨法对小皱皮眉肌进行诊查，顺向耳前探查，然后对前颞肌、后颞肌、额肌及颞筋膜进行诊查。诊查颞肌时，应从颞上线开始，沿着骨缝沟探查颞肌附着，发现结点后，将指尖的半月形指甲尖置在与额肌呈垂直切角行切拨手法，查清前额肌、后颞肌及肌间膜的索状病灶。按照力学原理，颞区自上而下，常发现颞前、颞中及颞后三个索状病灶的阳性体征，呈降落伞索状分布，由上而下地向颧弓深层集结。对于老年人及颞筋区呈现气血瘀结郁滞的患者，应进行颈筋区的脉管状况诊查，常可发现颞区浅层脉管异常变化，如脉管体积增粗、充盈度增加、管壁硬度异常等。若属于颈三角的少阳经枢转失调所致的颈肩部肌筋郁结，通过理筋法疏解头颈部的少阳经脉，可获得满意的临床治疗效果。

（二）颈肩筋区经筋查灶

颈肩筋区经筋查灶，主要是运用"弓钳手"的揉捏法、钳掐法及按揉法等手法，对整个颈部、颈肩部、肩部等区域进行逐一诊查。

（三）背、腰、臀、腿、肌筋丰厚区经筋查灶

背、腰、臀、腿、肌筋丰厚区经筋查灶，主要是运用掌力及臂肘力的按压法、切拨法等手法，在查明经筋"各有定位"病灶的基础上，即查清"病灶点"之后，对经筋的病灶线及病灶面进行系统性诊查。例如，枕颈后侧肌筋的阳性病灶，多伴存肩部冈上及冈下、夹脊部、腰部、臀三灶、小腿筋灶及踝病灶的远程线性病征形成，故须做线性及面性的查灶，系统了解病灶的全面分布情况。

（四）胸腹筋区经筋查灶

胸腹筋区经筋查灶，主要是运用"弓钳手"对胸腹壁的肌筋、关节等进行诊查。常见的阳性病灶好发于胸大肌、胸小肌、胸外斜肌的起始附着点，腹直肌起始点，腱划、腹白线、半月线、腹肌与肋弓交叉点及脐下"五皱襞"。骨与骨之间的衔接部位，如胸锁关节、硬软肋之间的衔接部、剑突、游离肋端等，也常是阳性病灶的好发场所。

（五）腹部筋区经筋查灶

腹部筋区经筋查灶，是壮医经筋腹部诊查的重要内容。

腹部经筋查灶的诊查对象是腹部皮下的肌性经筋组织，以及筋膜组织的病变反应所形成的临床形态特征。因此，腹部经筋查灶，应在医者对患者进行医疗常规体检后的基础上施行，要对前腹腔及后腹腔的肌筋进行检测，分浅、深两个层次进行诊查。

按四线九区划分法分别进行探查：分区查灶，要善于运用指合力的拇指指腹及指尖的灵敏度，将四小指并拢与大拇指构成的弓钳形手置于腹壁，四小指作固定式地弓形手握力作用，让大拇指的指腹及指尖发挥揉抹、节按、弹拨等检测灵活作用。前腹壁诊查，患者取仰卧位，医者充分运用"弓钳手"拇指指尖及指腹的敏感度，对浅层的腹部肌筋进行抚触与轻揉，以了解腹部的大体情况及病者对壮医经筋腹部诊查的反应，继而进入分区域性查灶诊查及深层查灶。

腹部诊查的具体方法：拇指指尖诊查时，宜将半月形指甲尖置于与肌筋的行走线呈垂直的方向上，以提高其分辨力。当发现腹部线型病灶时，应用追踪随检至其始末；发现颗粒型或块型病灶，要适当变换手形的诊查方法，以查明病灶的阳性形征特点。壮医经筋腹部诊查的主要对象，是腹部肌性组织、筋膜组织，以及机体在成长发育变迁时期的遗留痕迹物等是否产生了生物形征变异，即是否已经形成病灶。

壮医经筋腹部诊查的重点是"三肌三线"及"五皱襞"的诊查。故在诊查时，应依据筋结及异常的疼痛，对"三肌三线"及"五皱襞"等重点经筋组织进行诊查。

常见的"三肌三线"及"五皱襞"结痛点分布规律，通常为三肌、三线、"五皱襞"病灶分布。

1. 腹部经筋三线

所谓腹部经筋三线，是以经脉及经筋循行线路而言，分别归属任脉、足阳明及足少阳的经线所辖。任脉线位于腹正中线，上下通达，恰与腹白线重合，其病灶筋结点自上而下好发于剑突根、中脘穴、梁门穴及脐上一寸，多数呈结节型病灶，亦可见呈短线椭圆形筋结者。这些都不是手术所遗留的，可用切拨法诊查，以识别出明确的病灶界限。医者在进行病灶切拨时，患者局部会有异常疼痛感，与医者拨动病灶的动作相互吻合。足阳明线及其互相表里的足太阴线，似呈浅性的筋膜线，与腹部深层的肌性线缓筋形成表里对应关系，与腹部的半月线构成腹壁第二线性病灶高发区线。半月线的阳性病灶，好发于其与肋弓形成的交角处、脐水平的外侧大横穴及下少腹。足少阳经循行于腹侧的线路，大致与腹外斜肌的膜质索相重合，形成腹部三线性病好发区域。其筋性病征、病灶常于第十肋弓与第十一肋之间起始，上向侧胸胁伸延，下斜向下少腹，呈条索样型病灶。用抓拿手法可将这一条索样病灶提起，且异常疼痛，是侧腹腹痛及肝气郁结的常见致因。

2. 下腹"五皱襞"线

所谓下腹"五皱襞"线，是脐下正中皱襞线、脐内侧皱襞线（双）及脐外侧皱襞线（双）的合称。其病灶呈索样弦紧，下腹部疼痛时，线样结索病灶可明显触及，其质地变硬，索样形征突出，呈异常的触压疼痛。

3. 腹部三肌病灶

腹部三肌病灶，是指腹直肌、腹外斜肌及腰大肌所形成的腹部肌性筋结病灶。

所谓腹直肌，是指位于前腹壁，起自肋弓，止于耻骨联合，跨越于前腹壁的肌群，是收腹的主要肌肉。腹直肌的劳伤病灶，好发于起始附着点的尽筋头、肋弓切缘、第一腱划形成的肌波、两脐下外侧（尤以左侧为甚）等处。病灶多呈结块型，亦有浅层的颗粒型，触查时坚紧而疼痛异常，是肌性腹痛的常见致因。

所谓腹外斜肌，是指位于两侧腹浅层，上部肌起于第五至第十二肋骨表面，向下融合于腹腔筋膜及腹股沟韧带的肌群。由于腹外斜肌呈斜行性，肌鞘及肌膜丰富，活动度大，故较易受损，是肌质性病灶形成的多发和好发部位。腹外斜肌的病灶，多发和好发于起始附着点、肌索及与肋骨形成的交角点，是肝气郁结、原因不明的胁痛、侧腹痛、下腹痛及侧腰痛的常见致因。

所谓腰大肌，壮医称为腹缓筋，是指位于腹后腔腰椎两旁，起自腰椎体及横突，下肢髂窝与髂肌合为髂腰肌，止于股骨小转子的肌群，是强大的提大腿肌。由于其具有行程长、受力大、为单独鞘膜、肌质内挟含有 6 条躯体神经等特点，是临床上常见的易损劳伤肌筋。但又由于其所处位置深层，触查不方便，仪器检查又缺乏特异性的分辨力，故其损伤病征多易被忽视，是腹痛、腰腿痛的常见隐蔽致因之一。

腰大肌的肌筋查灶是壮医经筋腹部诊查的重要内容，一般采用"四点两面"的方法诊查，即在进行腰大肌试验阳性的基础上，分别对腹点、腹股沟点、侧腰点及腰背点进行查灶。

腰大肌的腹点诊查，患者宜取侧仰卧位，双腿屈曲，医者双手协调从脐部外侧腹由浅入深，运用揉拨手法，令拇指指腹逐渐靠向腰椎体外侧，对其腹段肌质进行诊查，在患者的配合下，常可触查到腰大肌的结灶形征。腹股沟点诊查时，患者取仰卧位，医者先从腹股沟三角触到股动脉的搏动位置，然后将诊查指尖移向股动脉外侧，于上下左右的循拨手法中探查该肌的腹股沟段结灶状态。该段的腰大肌经筋病灶，常与其病情呈正相关，即结灶的大小与病情的轻重呈正相关。

腰大肌的侧腰点诊查，患者要取侧卧位，贴床的下肢伸直，另一下肢呈屈膝侧身向前俯卧，让膝关节内侧面着于床面，医者运用双手指掌的比弓握力，用拇指指腹于腰三角向深层探查，常可于竖脊肌外前的腰侧查及腰大肌和腰小肌的侧面病灶筋结状态。

腰大肌的腰背点探查，患者要取侧卧位，常于腰，至腰、背点，通过竖脊肌向深层的传导作用进行间接探查。医者多运用肘尖按压进行探查，如果其起始部发生损伤，肘尖探查点所探及的部位，患者会有疼痛的反应。

二、腰三角肋弓窝肌筋束劳伤经筋查灶法

腰三角肋弓窝，是指该三角的肋脊角形成的多层次肌筋集结部位。由于该部位的成角关系，躯体转动活动时，肌筋易于受损伤，常成为腰痛的致因之一。查灶时，患者取侧卧位。医者运用指弓钳力，对肋角面上肌束行掐扣手法，可查找到（钳到）团块样的肌筋劳伤病灶，病灶自上窝离让向下冈腹伸延，逐渐形成索样病灶形征。其肌筋组织属胸腰筋膜，与腹外斜肌外后股的肌质融合组成。其根部病灶（结灶）起于第十二肋骨根部后内侧，沿该肋下向侧腹伸延。根部的筋结团块明显，多呈肌凝块状，但甚难触及。一般能够触及的条件是：明确解剖组织结构；诊查右侧时，令患者尽可能向左侧旋体，构成肋角顶尖部的充分暴露；医者以弓钳手四小指合拢，掌尖向下，构成反勾式的自内向外钳掐方式，并作弹拨的分辨，可将病灶查明。

三、多维性病灶的诊查

病灶面及远程线病灶的躯体拮抗面，即三阴经与三阳经拮抗分布，是临床上多维性病灶形态特征的好发部位，多由阴阳多经并病所形成。经筋查灶法，注重多维性的经筋病灶发生，并建立了多维查灶及多维系列解锁的诊查治疗方法。临床中，颈胸痛角及腰腹腿（臀）三角就是典型的多维面，故颈胸痛角及腰腹腿（臀）三角的病灶就是多维性病灶。而对颈胸痛

角及腰腹腿（臀）三角的病灶的查灶方法，就是多维性病灶诊查法。以下是具体诊查方法。

颈胸背三角多维性病灶诊查，以颈为中轴，颈刚肌分别斜行，并附着于上胸及背上胸，呈三角形的两条不等边，肩关节间接联系于三角形底边的外侧。这种构体，称为颈胸背三角关系。无论是头颈部转侧及肩部的活动，都直接或间接地以颈部为轴心，产生牵拉应力点的损伤。因此，颈三角肌筋损伤多同时并存。颈三角最常见的损伤肌筋是中斜角肌、颈部斜方肌、肩胛提肌及冈上肌。诊查时，宜用三角关系的多维性诊查法。腰腹腿三角关系：由于脊椎"腰曲"段向前弯曲角度较大，若以腰推力为轴心，则不难看出，腰脊前三肌（腰大肌、腰小肌及腰方肌）、腰背三肌（腰髂肋肌、腰最长肌及棘肌）与臀部的臀大肌及梨头肌等，三者共同构成腰腹腿的不等边三角形关系，这种结构形态，无论是腰部的向前、向后活动，以及臀腿的曲与伸，都直接或间接地影响这个三角区的三个边。因此，腰、腹、腿三者的阳性结灶体征是并存的，并且三者的病征形成互相联系又互相制约的连带关系，故将其称为腰腹腿三联征。它是多维性经筋病灶的常见区域，也是机体动态活动因素所致的经筋病变的好发部位。经筋多维性病灶诊查，除了对腰、臀、腿的诊查外，还需要对腹部的缓筋进行病灶诊查，以免有所遗漏，影响治疗效果。

四、经筋查灶法的作用

经筋查灶法在壮医治疗经筋疾病的临床运用中具有重要的地位和作用，是其他方法所不能取代的。

（一）经筋查灶法

在明确经筋病症具有单纯型的经筋病灶及穴位点的基础上，深入查明复合型的经筋穴位，具有点、线、面及多维性的特点。这为经筋病灶的治疗确立由点的局部治疗发展成为点—线—面—多维性的整体施治，提供了科学依据，从另一个层面说明了壮医天、地、人三气同步的观点和发病机理。此外，在临床运用中，通过对经筋病症的诊查和施治，不仅能将原发性病灶与继发性病灶并治和消除，而且还能收到标与本同治的临床疗效。

（二）经筋查灶法的作用

经筋查灶法揭示了经筋病症临床表现具有多种特性，如结灶性、瘀滞性、累及性及累及演进性、牵涉反应性、收缩性及收缩失衡性、致疲劳性或紧张性、隐蔽性、压迫性、症状类似性等，能解决其他学科一些诊断不明的病征及临床所出现的诸多不明原因的症状的诊治问题，对推动传统医学的发展起到了积极重要的作用。

经筋查灶法的应用，不仅揭示了多种难治病及病因未明的疾病存在有经筋病变的致病因，而且对于医治奇难杂症，也有良好的临床疗效。

第四节　常见筋结病灶的阳性体征类型

壮医临床上常见的筋结病灶的形态体征有 16 种类型。

（一）增粗增厚型病灶

触查时，察觉筋性组织变粗变厚的形态体征。该类型病灶所处的位置较浅表，常见于头皮的皮肤、下肢腓骨质侧的肌腱膜上、膝关节的胫侧副韧带与肌侧副韧带上面。在增粗增厚的病灶中可触及微粒型的病灶。这一类型的病灶，常见的症状是局部发紧与酸胀、酸软乏力等。

（二）微粒型病灶

病灶体微细，如芝麻粒、绿豆粒大小，触查拉直时，可以分辨出病灶有质很硬及比较柔软两种。质硬的微粒型病灶，好发于指、指关节背侧及足趾、足跖背侧，属于骨性组织的籽骨及副骨的病灶体。由于籽骨与副骨都有微筋附着，医者诊查时，应在察知骨性组织的基础上，顺着微骨的顶点向关节近端循查其微筋病灶。较为柔软的微粒型病灶，好发于肌膜、腱膜及躯体的浅层能膜上面，这是一种数量很大、分布广泛的病灶，病灶体积的大小可因原发组织、病变程度不同而有差异，但只要运用得当的掌功手法，不仅可以在局部查明病灶体的形态特征，而且还可以辨别出其组织来源。例如，在肌膜上查到微粒型病灶，可以判断它是肌梭的病灶；而在肌腱中查到的病灶，则可以认定为腱梭的病灶；由浅筋膜查到微粒病灶，可以认定为浅筋膜或副韧带的病灶。上述较柔的软病灶，是由两种组织成分联合构成，一是膜性组织，二是运动神经的神经纽枢。由于神经支配肌肉、肌腱及筋膜的活动，它们之间必须构成物质组织的联合结构。有了这种联合组织结构，运动神经才能完成支配肌肉、肌腱及筋膜的活动，以适应人体动与活动的需求。

（三）颗粒型病灶

颗粒病灶体大小如玉米粒、花生粒般，也可有像玻璃珠样的颗粒病灶。病灶表面较坚实，质地较硬，触查时，形态范围清楚，多种稍微隆凸的形态病灶与其相连的组织之间还是互相联系着的。颗粒型病灶最常见发生于横纹肌的尽筋上面，即肌肉的两端附着点上面，壮医经筋学习惯称之为肌肉的 A—B 点。由于人体全身的肌肉有 3 000 多条，故肌肉两端附着的 A—B 点病灶就达 6 000 多个。由于肌肉是人体生息劳作及一切活动动力源的主要提供者，故肌肉两端附着的 A—B 点的劳损，在临床上十分常见。但由于目前中西医对于此症都没有较好的诊断方法，生化检验、仪器检测等也都未能做出确切的诊断，而肌肉 A—B 点的劳伤，在临床上又缺乏特殊的阳性体征表现，故本类型病灶长期隐伏于肌体，容易形成人体劳伤总的潜伏病灶点。

此外，肌肉 A—B 点的劳伤，还可以引发肌肉的肌膜、肌群等劳伤病变。故对肌肉 A—B 点的筋结病灶要有足够的认识，在临床诊查时，应认真、细致地查灶，及时发现，及时治疗，对有效防治这种肌筋疾病有很大的帮助。

（四）线状型病灶

线状病灶形态细小，如粗线一样，长短不一，触查时，可以察知病灶从一端附着点向另一个方向伸延。例如颈质侧的左右两侧于颈椎横突的后沿，可以触及线状的病灶线从颈向头部伸延，是颈神经纤维向头皮分布的一种方式，触及病灶线体时，其反应比较敏感，可从后颈的颈部向头部呈放射性的反应。这种病灶发生病态时，常出现头皮疼痛或麻木的异常感觉。线状病灶尚可于头部颞区查到。在颞区最容易触到线状病灶，是在颞上部向眼眉梢的方向，触查时，病灶微细如线样，由颞部向眼外角放射，是引起偏头痛及眼外角不适的常见致因。由于线状病灶属于神经纤维组织，一般不宜触查过重，更不应在针刺时刺伤这些病灶，以防万一。

（五）片状型病灶

片状病灶体呈竹片样大小，质地较坚实，长短不一，在一个区域内，片状病灶可呈节段性的分布。例如在人体的胸背及腰部的左右两侧，可触到自棘肌伸向胸腰后棘突的片状病灶体。片状病灶多由筋膜性组织及微小韧带组成。在一个人的身体上，片状病灶很多，可于肌肉与骨之间及关节的结构体上触及。例如，在所谓的心脏神经官能症的患者身上，可于胸前的胸锁关节、胸肋关节、胸骨体的正中线上诊查片状病灶，此外，在左肋弓的软骨上面也有片状病灶，只要这些病灶出现病变性病理反应，患者便表现出心胸相引的症状。片状病灶比较顽固，一是其数量很大，二是缺乏针对性的消灶方法，其很难自行消散。由于 X 光、CT 等医疗技术对片状病灶缺乏特异性的诊查确诊方法，片状病灶在临床上常成为多种病因未明难治病的筋性因素致因。此外，背部的片状病灶，壮医经筋研究发现，这是造成早期驼背的主要致病因素。其致病的机制是，机体本身有一种保护骨质免受疼痛的自卫行为，由于片状病灶是从背肌的肌筋膜伸延到背部的脊椎后棘突，于是人体便以肌筋的自身收缩来减免后棘突的疼痛，出现背部肌群向后隆凸的现象，客观上便形成驼背的表现，俗称罗锅。这种肌筋性的驼背在病变发生的早期，只要把肌筋的片状联系后棘突的病灶消除，背部肌筋自身收缩的病理状态即可恢复获得松弛，功能也恢复正常。

（六）小索样型病灶

小索样型病灶，好发于斜方肌的肩段及背段的肌质上。例如在人体的肩前区，用掌功手的诊查方法即可在肩前发现斜方肌形成三条小索样的病灶，病灶革质样变化，其中有一条革质索特别坚硬，触查时其革质平滑，有明显触痛感，但多处于隐蔽状态，患者并不发觉该处存在病变，只在医者触查时才显示出来。斜方肌背部的索样病灶呈斜形的分布形态，于背胸第十二肋伸向肩胛冈。由于斜方肌处在人体的最浅层，故受凉、过劳是呈现这种类型病灶的根源。

（七）粗索样型病灶

粗索样型病灶形态似粗索，较长、较粗大，一般呈端直行走，也有呈弯曲的走向，既可见于机体及肢体的较浅层部位，也有深伏于较深的部位。常见的组织结构是条索样的肌肉，如竖脊肌中的棘肌、上肢前臂的伸肌，尚有较粗的肌腱，如腓骨长肌和短肌的肌腱、肩胛提肌的肌腱等。粗索样型病灶病情隐蔽，查灶时，可见肌囊膜或肌腱呈条索样病变反应。

（八）团块样型病灶

团块样型病灶乃呈现一团块样，病灶大小犹如雀蛋样，于局部隆凸，触查时手感病灶凸出。团块样病灶好发于肌肉的肌筋膜，因肌筋膜发生慢性积累性的劳伤所致。凡是劳伤的肌肉，都可以呈现这种类型的病灶。例如，大腿前侧的股直肌，其劳伤发生后，可于股直肌的远端向近端诊查，便可于髌韧带之后触查到连续的三四个团块样的病灶，病灶坚实，肌膜紧缩，表面光滑，肌质变硬，是该肌肌膜及肌质同时发生劳伤病变的体征表现。又如，小腿外侧的腓骨长肌及腓骨短肌，当其劳伤时，便可于其所处的部位，触查到三四个单个性的团块。至于团块样病灶出现的症状，多以痹症及痛症的表现为主，严重者可伴发肢体活动功能障碍。关于肢体功能障碍，临床上不应只考虑是由于神经的障碍所引起，还应考虑是由于肢体肌筋的因素即经筋病征所引起。

（九）梭样型病灶

梭样型病灶好发于梭状的肌肉，如冈下肌、太圆肌等。病灶呈梭状，一端较大，另一端较小，也属于肌肉劳伤的一种表现。由于发生劳伤的肌肉之肌膜的挛缩，在梭样型病灶上，可以触查到肌肉的 A—B 点、肌质、肌腱及肌膜的变异病灶。这些病灶随着劳伤程度的轻重，出现多种形态的"灶中灶"，即病灶之中又有病灶。诊查时要善于认识"灶中灶"所处的位置，因为"灶中灶"是这群病灶之中的主要劳伤点，它对神经的卡压最为严重，故将"灶中灶"的病灶消除，即可获得对优势病灶的解除，达到治病立竿见影的医疗效果。

（十）结团块型病灶

结团块型病灶，系指多块重叠的肌肉所发生的病症。例如，小腿后侧中段就有腓肠肌、眦目鱼肌、胫后肌、屈趾总肌等的肌肉集群，这些肌肉若同时发生劳损，便形成结团块的病灶状态，从而使小腿后侧形成结团的硬结体征。结团块型病灶的临床症状非常突出，可使患者感觉到小腿如被绳索捆绑一样，既不舒适，又行动不方便。做相关检查，多为阴性的体征反应，这是由于肌筋虽然发生了病变，但现行医疗缺乏相关的认识所致。另外，运用现代医疗仪器检查及化验呈阴性反应，故本病症多被视为不安腿综合征及病因未明疾患病症。经筋疗法，凭借其对本病症的发生机制具有理论的认识，并运用手势扫描诊查法，于病患的区域查到筋结病灶阳性体征的存在，于是能够确诊，尔后运用理筋消灶的新型治疗方法，获得治愈。

（十一）薄块样型病灶

薄块样型病灶是头部前侧正中入发际的头皮组织形成的病灶。病灶较薄，形成方块状，但形态清楚，触查时可见病灶体厚薄比较均匀、质地稍结硬，触感明显但不疼痛，无外伤病史，无脱发现象，患者多伴有头晕头痛、入睡欠佳、记忆力减退等症状。头部的这种类型病灶，如医者认真诊查，可于患者的左侧发现冈下肌群存在明显的筋结病灶。由于目前对人体筋性病灶尚缺乏有效的医疗检查方法，患者多被诊断为神经衰弱、慢性疲劳综合征等而久治不愈。用经筋疗法，查明阳性病灶体征后，予以消灶解结的理筋疗法，效果显著。

（十二）塌方样型病灶

所谓塌方样型病灶，是形容病灶犹如山岭局部性的倒塌，致使病灶出现的局部形状改变相当明显，以致经脉循行通道被塌方的"土方"阻闭，"交通"受阻的人体肌筋病理改变的现象。例如人体的股内侧肌，当其形成塌方样的病灶时，患者不仅该肌的腿裂孔受到阻闭，而且同侧的冲脉下降温，足胫的功能也被阻闭，于是肢体发生肿胀、冰冷等的湿像表现，有的患者出现不明原因性的下肢软瘫，有的患者出现同侧膝关节肿痛，久治不愈。

（十三）波动型病灶

波动型病灶好发于头顶部。病灶早期局部仅仅稍微隆凸，日积月累，病灶可像雀蛋样大小，其内瘀血，用针刺破皮，血液溢出往下串流，患者反而觉得非常舒服，这属于减压法的刺治。由于瘀血过多，病灶内压增高，患者觉得局部明显不适，但又不理解病灶为何产生，医者未加妥善治疗，故病灶拖延日久，以致局部发生肿胀。波动型病灶属于头皮静脉瘀血的血脉型病灶。

（十四）静脉屈曲型病灶

静脉屈曲型病灶好发于老年人的颞部。病灶形成静脉屈曲状的形态，触查时局部触到质地变硬的静脉网块，外观可见屈曲的静脉，迂回于耳前的颞区，患者多伴有头晕头痛、局部不适等。用放血疗法，局部病灶易于消散。患者多同时伴有颈肩部的筋结，应加以调理。

（十五）扳机型病灶

扳机指组成枪械的零件，射击时用手扳动它使枪弹射出。以扳机作为病灶的一种类型来表达病灶的特点，是指这类病灶具有一触即发的特性。扳机型病灶常见于人体颈前区的病灶，包括舌骨、甲状软骨、气管环等组织。如患上呼吸道感染之后，经用药疗法如抗生素治疗等，病症已经消退，但颈前区的扳机病灶并未消散，于是当患者再次患及上呼吸道感染时，陈旧的病灶首先发作，并引出一系列的病情及病灶同时发作。扳机型病灶的体征差异性较大，多呈微粒状的病灶体，可于舌骨外侧、甲状软骨外侧、气管环的组织结构上查到，好发于颈部、肩胛冈上、背部、腰部及下肢等处。扳机型病灶与经筋筋结病灶，在体征形态上无明显区别，但在机体的反应及病灶的触查反应上有明显差别。

（十六）瘀血样型病灶

瘀血样型病灶内藏有瘀血，瘀血积蓄较多者，局部呈肿块，触之有波动感。多见于女性头皮的皮下瘀血，形态小者，仅可触知，形态大者，状如坞丘，刺之血溢，血出之后患者主诉有舒适感觉；较常见的另一部位是老人的颞区，可见静脉丛的高度屈曲，致使局部呈现瘀血群的静脉曲张；多站、久站的劳作者，其下肢亦常见瘀血型病灶。依组织结构成分可分为静脉曲张型与微循环的毛细血管型，局部皮肤呈紫蓝色，严重病例可导致静脉管炎，甚至糜烂。

第六章 经筋病的治疗原则及治疗机理

壮医将筋与经、筋与脉、筋与络、筋与脏腑的关系紧密联系起来，通过探查筋结的位置、阳性体征的不同表现及有无内在规律性联系等，找出原发性病灶与继发性（累及）病灶、复合（点、线、面）病灶与多维性病灶，以及经筋病灶的点、线、面与多维性分布构形的内在规律等，再施以经筋手法的施治，畅通"三道两路"，使天、地、人三气恢复同步而发挥疗效。

第一节 经筋病的治疗原则

经筋病的治疗原则早在《黄帝内经》就有论述。在《灵枢·天年》和《灵枢·刺节真邪》中就提出了"坚紧者，破而散之，气下乃止"，这里所说的"破而散之"，实际就是经筋病解结的施治原则；而《灵枢·卫气》则强调"解结契绍于门户"的早期治疗，并称其为"无惑于天下"之良策。《灵枢·经筋》更是直接提出"以痛为输（腧）"的治疗原则，这一治疗原则一直沿用至今。

壮医经筋的治疗原则是在探查经筋筋结点的基础上，在以痛为腧的基础上，将经筋病灶点拟定为施治的主要部位，创立了以灶为腧的施术原则，并确立了以理筋法、刺筋法、经筋拔罐法及三联施治法等为基础的经筋消灶解结法，也称综合消灶法，用以治疗各种筋性疾病。对一些疑难、复杂的经筋疾病，由于多维性筋结点的分布特点，临床除了采用综合消灶法的施术方法外，还创立了系列解结、多维解锁、整体调机等更为复杂的壮医经筋施治术，从而能够使机体获得广泛的舒筋减压及以通得补、全面疏通、通道养路、三气同步的治疗效果。

壮医经筋手法的治疗效应，绝不是单纯的力量大小问题，而是运用手法与经筋部位的有机结合，不同的手法作用于不同的部位，力量是不一样的，患者的反应也完全不一样，治疗效果会存在差异。所以，运用壮医经筋手法治疗时，必须做到刚柔相济、动力与静力相结合。

经筋病的治疗，应遵循以下的治疗原则和手法原则。

（一）治疗原则

阳病解阴治阳，阴病解阳治阴，筋骨并重，调治结合。具体地说就是阳经有病时，先松解阴经再治疗阳经；反过来，阴经有病，则先松解阳经再治疗阴经。由于筋与骨在生理和病理上有密切关系，肝主筋，肾主骨，肝肾关系非常密切（有肝肾同源之说），筋伤与骨伤可单独发生，也可同时发生，并能相互影响，所以临床治疗需要遵循筋骨并重的原则。同时，对经筋疾病的治疗是针对不同的病因病机而采取不同的治疗手法，故治疗前后的理筋手法调理是必不可少的。调理方法都是针对病因进行的，有"釜底抽薪"之意，使机体恢复正常功能，天、地、人三气恢复同步。

（二）手法原则

壮医经筋治疗的手法原则是根据经筋分布区域与途径的病理改变和表现进行顺经治疗，以祛瘀、解痉、散结、复正为手段，使经筋疏通，使"三道两路"运行畅通，气血归于平衡，使三气恢复同步运行而达到治病的目的。

手法治疗的顺序依据经筋病症的不同而不同。如果是四肢肌筋酸痛胀麻或疲劳不适等，如运动员或体力劳动者，一般手法是从头做起，按先头背部，然后到手足部的顺序；如果是脏腑疾病引起的经筋病征，则由下往上，即从足往头部方向治疗，先做足部手法，然后俯卧，治疗背部，之后再仰卧，治疗胸腹、上肢，最后做头部手法；如果是局部疼痛或筋骨疼痛，主要是局部施予手法后，再行针灸或拔罐，或用药酒、药油外搽患处。施术时，可以单手施术按压经筋的筋结点，也可以两手同时施术按压经筋的小阴阳、大阴阳。

人体的小阴阳是指医者用经筋理筋手法治疗患者单侧腿或单侧手的经

筋；人体的大阴阳是指医者用经筋理筋手法治疗患者的两腿或两侧手的经筋。

第二节　经筋病的治疗机理

壮医经筋疗法是一种综合疗法、物理疗法，对患者而言，是一种被运动和机械刺激。肌筋属于机体的结构部分，其对于整体机能具有重要影响。例如肌筋受到刺激后产生的强烈收缩，可导致经脉气血的滞留与瘀积，其产生的疼痛，对机体是不良性刺激；反之，肌筋的正常形态及收缩，对机体是良性刺激，对整体机能具有调节作用。经筋手法的治疗作用正是如此。在机体肌筋出现病理的状态下，用手法对肌筋施以适宜的刺激力，使之产生良性的调节机体作用，达到治病效果。由于肌筋是机体庞大的器官，良性刺激产生的良性反馈调节作用非常强大。以下是经筋病的治疗机理。

（一）力的作用

从力学的角度来说，力的大小、方向和作用点是力的三要素。从经筋手法的角度来说，用力的大小程度，简称"力度"。壮医经筋手法的各种治疗手法，都需要一定的力度去触动、刺激、作用于经筋病灶，没有一定力度的手法对经筋疾病的治疗是不起作用的；相反，使用过度的力度作用于经筋病灶，也会引起肌筋损伤，加重病情。根据经筋手法用力的大小，临床可分为轻、中、重三级，即轻度用力、中等用力、重度用力。用力的大小不但与施术者接触患者的面积大小有关，而且与持续时间有关。一般来说，力与接触面积成反比，与作用时间成正比。需要加大力度时，应选择与患者接触面积小的手法以及增加手法与作用部位接触的时间。

经筋手法所使用力度的强弱对经筋功能的影响是多方面的。从神经生理学的观点来看，缓和、轻微且连续刺激，有兴奋周围神经的作用，但对中枢神经有抑制的作用；急速、较重且时间短的刺激，可兴奋中枢神经，但会抑制周围神经。所以，在临床实施经筋手法的过程中，应根据这一生理特性，针对不同的经筋病征或筋结病灶的不同病理变化，采取相应的治疗手法。手法既要持续有力，又要刚柔相济，并贯穿于整个经筋治疗手法的各种技术操作过程。

（二）能量的转换

医者的手法作用于患者的体表、经筋或穴位时，患者的肌筋、穴位迅速做出反应，释放出一种能量，并通过火路的传导，反馈给"巧坞"，"巧坞"收到这一能量信息后，迅速通过火路传达指令，"三道两路"接收指令后迅速回应，快速进行能量的转变、转换，身体的自愈力得到迅速增强，活力增加，人体各部功能得到有效地调节，天、地、人三气恢复同步运行，疾病痊愈。

（三）通调火路

经筋手法作用于人体任何部位、肌筋、穴位所产生的刺激，均能刺激火路分布于体表的穴位，引起相应的冲动和反应。通过火路的传导，让"巧坞"进行调节，从而反射性地引起机体的各种反应。使"三道两路"运行相互调整、相互协调，达到相抵平衡，促进火路的传导和快速反应功能，使三气同步运行而起到治疗的作用。

（四）提高机体的代谢功能

经筋手法通过皮肤刺激肌肉、韧带、关节囊等软组织，促进其代谢功能旺盛，改善组织营养，促进肌肉和骨骼的正常代谢，以增强肌力，改善韧带、关节囊的弹性，解除软组织的粘连，促进软组织内水肿的吸收，达到治疗的作用。

（五）加速修复损伤的软组织

由于经筋手法松解了紧张的软组织，减轻了疼痛，改善了病变及相关部位的血液循环，促进病变部位水肿的吸收以及各种代谢产物的排泄，改善组织缺血、缺氧的状态，从而使受伤的软组织很快得到了修复。

（六）畅通龙路，促进循环

经筋手法通过经筋、穴位的手法，按压、拨动和摩擦等作用，能调节和畅通龙路，使龙路功能增强，在一定的范围内促使血管扩张，外周阻力降低，血流增快，血流量增加，使肌筋组织局部血液循环得到改善，从而治疗软组织慢性劳损以及种种原因引起的废用性软组织挛缩，使软组织改变缺血、缺氧的状态，改善微循环，恢复正常的功能。

第七章　壮医经筋治疗方法

　　壮医对经筋病的治疗方法，主要是采用壮医理筋手法、固灶刺筋法、循筋拔罐法等综合治疗手段，即以手法为主，辅以针刺或拔罐疗法，选穴遵循以痛为腧、以节为腧、以灶为腧的原则。壮医经筋理筋手法、经筋穴位、针刺或拔罐疗法，是治疗经筋疾病的三个主要环节，而理筋手法又是使三者有机结合的重要因素，是经筋治疗作用的枢纽。

　　早在《灵枢·经筋》就有记载："治在燔针劫刺，以知为数，以痛为输。"以痛为腧理论突出了经筋病选穴的特点。与内脏疾病多以经络整体取穴不同，壮医经筋病的治疗取穴大多偏于局部就近取穴，这是因为壮医认为腧可以为天应穴、阿是穴或压痛点。由于疼痛既可以由局部病变引起，又可以是神经根、神经干受累引起的放射痛，亦可以是脏腑病变引起的牵涉痛，临床上压痛点有时往往难以反映病灶之所在。因此，黄氏经筋疗法在临床应用中提出了以节为腧的观点，以寻找治疗的客观指征和确定治疗的"灶"。而这个"灶"就是病变部位，也是治疗的重点，包括点、线、面、多维。

　　壮医经筋学在吸收《黄帝内经》理论的基础上，在临床实践运用中不断积累、发展和创新，创立了以手法为主，针刺、拔罐相辅，即手法—针刺—拔罐—多维系列解锁的新型综合疗法，并广泛应用于壮医临床实践中，疗效显著，优势明显。

第一节　壮医经筋手法

　　壮医经筋手法就是医者运用手势和手法，对患者躯体肌筋施行物理性的科学调理，通过具体的理筋手法进行查灶和消灶，以达到防病治病和保健目的的方法。

　　壮医经筋手法包括基本手法和理筋手法。壮医经筋基本手法是运用于一切治疗方法的基础手法，除了讲究手法的使用外，还特别强调手法的基本手姿势。手姿势的正确与否决定了壮医经筋手法的临床疗效，同时也是壮医经筋疗法区别于其他推拿疗法的重要之处。

一、壮医经筋的基本手法

壮医经筋基本手法常用的有弓钳手法、掌功法、指功手法、肘臂法、肘尖手法等 5 种。

（一）弓钳手法

弓钳手法可分为单弓钳手法和双弓钳手法两种。

1. 单弓钳手法

单弓钳手法是壮医经筋理筋方法中常用的手法。其基本方法是以并拢的四小指为一方，与大拇指联合构成弓形手势（如图 25 所示）。在临床应用中，以并拢的四小指指端作为用力的支持力点，然后充分运用大拇指的指尖或指腹，作为查灶及消灶的工具使用。由于拇指指尖具有极高的灵敏度、极强的感知力及灵巧的操作能力，能够切入人体的溪谷深处穴位，其主要作用无物能及，因此弓钳手法在理筋治病方面，具有特殊的使用价值和超强的功效。

2. 双弓钳手法

双弓钳手法是壮医经筋理筋方法中常用的手法，是在单弓钳手法基础上发挥双手的密切配合作用而构成（如图 26 所示）。双弓钳手法不仅能查明和消除微细筋结病灶，而且对于病变范围广泛的肌筋紧张带、紧张线及紧张区，均能起到良好的解除肌筋紧张和缓解作用。因此，双弓钳手法是解除筋性疲劳、筋性紧张综合征、肌筋膜紧张综合征、骨骼肌疼痛综合征以及与紧张相关疾患等最为有效的治疗方法。

在临床运用双弓钳手法时，应以病灶作为诊治目标，根据病灶的特殊形状，采用双手的拇指指腹分别作用于病灶外围，先从外围向病灶揉拨探查，然后跨过病灶区域，继续双手交替揉拨病灶周围，待探查分清病灶的

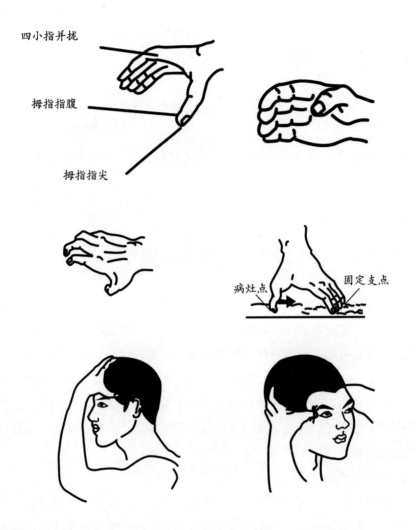

四小指并拢

拇指指腹

拇指指尖

病灶点　　固定支点

图 25　单弓钳手法示意图

形态后，再施以其所需要的治疗力度。一般来说，这个时候所使用的力度需要稍微偏大一些，但也不能使用暴力，以免过度治疗损伤周围组织。其治疗量或所使用的力度的基本标准，应该是使病灶松解、症状消失、中病则止。

双弓钳手法及手势图如图 26 所示。

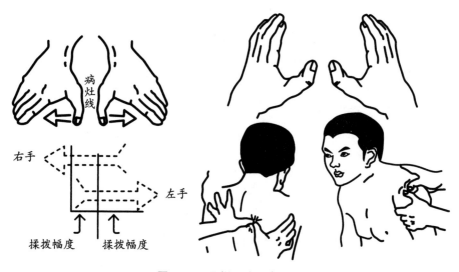

图 26 双弓钳手法示意图

（二）掌功法

掌功法可分为单手掌功法和双手掌功法两种。

1. 单手掌功法

单手掌功法是以手掌功力为主要手法的理筋治病方法（如图 27 所示）。

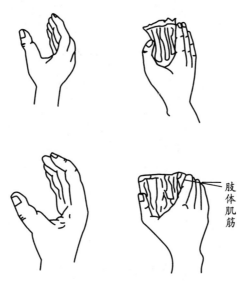

图 27 单手掌功法示意图

101

它与单弓钳手势的区别主要是用力的部位不同。掌功手势用力部位在于掌，运用掌合力对病变的肌筋或病灶施行握捏、提捏、揉搓等手法加以施治。单手掌功法主要运用于病变部位较大的病灶区，如头颈、四肢、胸腹等部位的理筋治疗。

2. 双手掌功法

双手掌功法是在单手掌功法的基础上，充分发挥双手功能密切配合的一种理筋治病方法（如图 28 所示）。

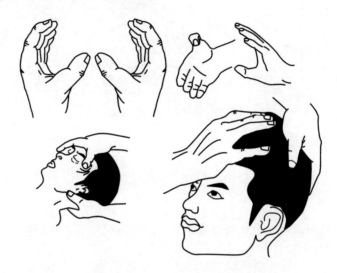

图 28　双手掌功法示意图

本治病方法除了运用双手掌功的握捏治病功效之外，很重要的一点是利用两手的对冲合力作用，同时对治疗部位加以前后或左右对向性的调节治疗，产生广泛而显著的舒筋活络功效。如头颈部的经筋病灶，运用双手掌功法进行施治，不仅可以缓解肌筋紧张，还可获得消除脑循环郁滞的特殊疗效。

掌功法在具体运用中，具有方法灵活多变、施治范围和面积比较广泛、舒筋活络功效显著等特点。临床应用时，尚可针对不同的施治部位，在充分运用掌功手法之时，加用大拇指的指尖或指腹功能，可以收到更好的临床疗效。

（三）指功手法

指功手法是运用手指尖的作用力作为治病工具的一种治疗方法。具体方法是将手指尖置于施治部位，然后运用腕掌的压力及手指的收缩力，并依据手指的灵敏功能，分别探测经筋病变部位的集结性病灶（如图 29 所示）。在查清病灶特点的基础上，充分运用上述的指合力作用，对病灶施以切按、切拨、搂按、搂拨等手法进行"以消解结"的治疗，使局部病灶消散，舒筋活络，达到治病目的。

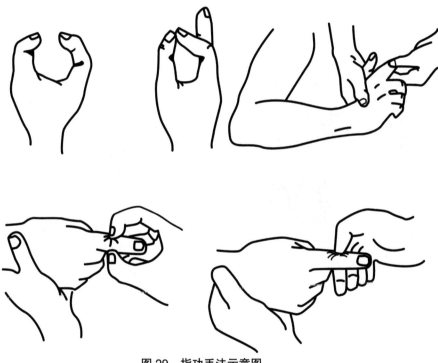

图 29　指功手法示意图

运用指功手法治疗四肢小关节时，可以在上述手法的基础上，将拇指的指尖与食指或中指构成指合力，并发挥指尖的点穴切治功能，对指掌微小关节或足关节的病变部位进行施治，施治的重点位置是关节背面四点微骨突及关节囊。此外，对于少数病例伴发有指间肌及指侧肌筋病变者，亦需用此方法加以疏理。

指功手法还可以运用于头部的颅顶区、颞筋区及枕筋区的治疗，施治后即可获得局部的高度舒适感（如图 30 所示）。

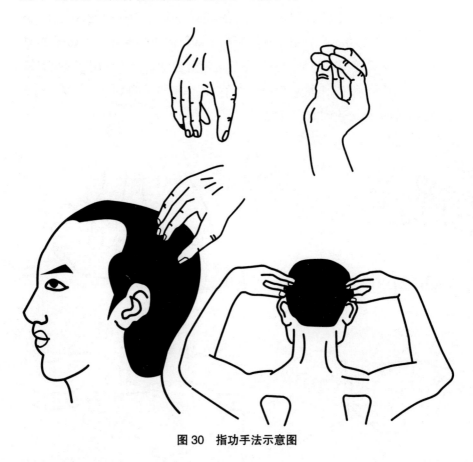

图 30　指功手法示意图

（四）肘臂法

肘臂法是运用人体上肢前臂尺骨近端作为理筋治病工具的一种治疗方法（如图 31 所示）。运用本手势于理筋治病时，是将尺骨近端底面置于施治部位，利用臂力及必要时施加身体的重力为一体，于施治部位施以推拨、揉拨、揉按等方法，对患者的肩、背、腰、腿及上肢施以理筋治疗。

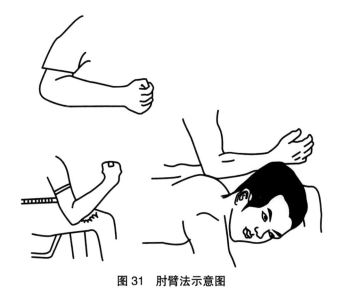

图 31　肘臂法示意图

（五）肘尖法

肘尖法是运用人体的肘部尺骨鹰嘴作为施治工具，对人体的腰背及臀部肌肉丰厚部位施行理筋治病的一种治疗方法（如图 32 所示）。运用本方法治病时，施治量要十分讲究，一般以轻中度为宜，防止用力过大。

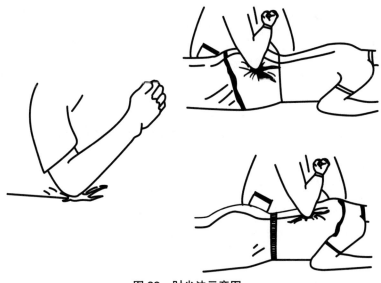

图 32　肘尖法示意图

二、壮医经筋的理筋手法

（一）壮医理筋手法的概念

壮医理筋手法系指运用徒手的施治方法，或运用简单的治疗工具，对躯体经筋病灶施行物理性的刺激，从而达到消除病灶目的的方法。壮医理筋手法是壮医经筋病治疗的具体实施手法。

（二）壮医理筋手法的作用机理

运用壮医理筋手法治病，主要是通过揉、按及捏等物理调理方式，以医者之气、力直接作用于躯体结构最庞大的筋肉系统，使肌筋、腠理受到外来气和力的压迫、牵拉等作用而产生反作用力，疏通"三道两路"，从而使病理性的肌肉紧张、经筋结节和气血阻塞等状态，逆转为生理性的状态并气血通畅；与此同时，通过手法施治，使肌筋挛缩对周围组织产生的牵拉、压迫获得解除，肌筋本身和周围组织恢复生理平衡，生理功能得以恢复，天、地、人三气恢复同步运行功能。这就是理筋手法的作用机理。

（三）壮医理筋手法的作用特点及适应证

1. 壮医理筋手法的作用特点

（1）根据经筋病症查灶法，查出的阳性病灶实用手法具有直达病所的作用。由于施治直达病所，所以解结、消灶的功效突出。

（2）理筋手法在缓解经筋挛缩病态的同时，具有解除经筋挛缩对周围组织产生牵拉、压迫的功效。

骨骼肌在经筋系统中的比重很大，它的挛缩无疑对于神经、血管都产生较大的影响，故临床用理筋手法通过理筋进行调理，可以有效解除肌筋挛缩，对龙路、火路进行有效地疏通，使血管、神经等软组织恢复生理平衡。

（3）理筋手法治病，具有调节整体机能平衡的作用。合理、科学、适宜地使用壮医理筋手法，对患者进行施治，使患者获得显著的舒适感，全身舒适、入睡良好、食纳增进、代谢旺盛等，这是调整人体整体气血归于平衡的标志，也是"三道两路"运转归于正常的现象，从而达到三气同步运行的目的。在临床实践中，不少患者在施治时会熟睡于诊床上，使失眠的机体不平衡状态迅速获得纠正。通过对比其施治前后的舌脉象，均趋于明显好转。

2. 理筋手法治疗的适应证

（1）经筋性疾患，包括肌性疾病、筋性疾病、韧带疾病、隐筋症、结扎术后腹痛、进行性肌营养不良、进行性肌萎缩等。

（2）功能性疾患合并经筋病者，如神经官能症、疲劳综合征、睡眠紊乱症、胃神经官能症、心脏神经症等。

（3）器质病变合并伤筋患者，如浅表性胃窦炎、萎缩性十二指肠溃疡等。

（4）免疫性疾患，如支气管哮喘、过敏性白细胞降低等。

（5）外感性疾患，如外感痧症、外感性肝郁症、外感风热症等。

（6）症状性病症，如慢性腹泻、慢性腹痛、腹胀、慢性消耗性疾病等。

3. 理筋手法施治的要求

壮医对经筋手法的要求是心明手巧，心手合一，即要达到"机触于外，巧生于内，手随心转，法从手出"的境界。经筋手法只有勤学苦练，才能熟能生巧；只有用心体会，日积月累，才能炉火纯青。在实施理筋手法时既要持续有力，又要刚柔相济；既要沉稳到位，又要动静结合；既要手、肘相互运用，又要灵活、机动，并要贯穿于整个理筋手法的操作过程中，才能获得良好的临床疗效。壮医经筋理筋手法的作用效果及临床疗效，与手法运用正确与否以及手法的熟练程度密切相关。

壮医理筋手法在施治过程中，要求诊疗对象及适应证明确，采用因人、因病、因症施治；选择医术项目适当，运用手法适当，治疗程度切合实际，间隔时间适衡；医者要适当调动患者对康复的迫切性和积极性，并教予患者力所能及的辅助锻炼配合治疗，加强自我调理；医患相互配合互动，可以加快病情痊愈，使患者早日恢复健康。

（四）常用的壮医理筋手法及实施方法

壮医理筋手法的实施，可以使用单一手法，或多种手法联合使用。壮族民间传统的经筋治疗方法还常常配合简便的搽药疗法和外敷疗法。

临床常用的壮医理筋手法有 10 种。

1. 按揉法

按揉法为最常用也是最实用的理筋联合手法，即按法与揉法的联合运用。按，是使用一定的按压力，对施治部位按压直至筋结病灶上；揉，是在按压的基础上揉动。这种按与揉相互结合施治的手法，称为按揉法。

（1）指尖按揉法：以拇指的指腹作为按揉工具，对施治部位进行按而揉动（作前后、左右或旋转方向的揉动）。适用于较局限的治疗。

运用指尖按揉手法施治时，应双手指合力相互配合运用，以达到最佳的治疗效果。

（2）掌根按揉法：以手掌根部着于施治部位，进行按与揉的动作。可使用单手按揉或两掌重叠的双手按揉。适用于施治部位稍宽的治疗。

（3）臂部按揉法：以前臂近端的尺侧着于施治部位，进行按揉手法治疗。这是壮医经筋手法最为常用的手法之一，适用于线、面的治疗，即面积较宽、较长的筋结病灶部位治疗。

（4）肘尖按揉法：屈肘，取肘尖做治疗工具置于施治部位，进行按揉手法治疗。适用于肌肉丰厚部位，以及筋结较深部位的治疗。

按揉法的适用范围较为广泛，几乎所有的经筋病征均可使用此法进行治疗。临床运用按揉手法施治时，应因人、因病、因病灶部位而异，施以适宜的治疗手法力量，尽可能避免使用的力量强度过大，造成组织或器官的损伤。

2. 滚揉法

手半握成空拳，以掌侧的小鱼际和掌指关节部分作为治疗工具，置于施治的筋结病灶上，进行往返滚动揉压的施治手法，称为滚揉法。

滚揉法主要是以腕部的滚旋，带动前臂及掌背呈滚动活动的一种手法。不应以手或臂的拖动进行操作，以免医者的手和施治部位被擦伤。

3. 切疗法

切疗法是以拇指指尖作为治疗工具，着于施治部位，运用指合力配合腕力作用，对病灶部位进行较为细致的切压、切拔、切弹、切揉等施治方法。适用于点和线的病灶部位施治，如用于头部、关节、骨粗隆等部位筋结病灶的治疗。

4. 揉捏法

揉捏法是运用指、掌作为治疗工具，对施治部位进行捏治时加以揉治的动作，常用旋揉动作，使施治部位更为舒适的治疗手法。适用于手、指掌可以拿捏的病灶部位的治疗，如颈肩、上肢、下肢及腹侧等部位。一般可采用单手或双手相互配合进行揉捏。

临床应用揉捏法施治时，力度先由轻而中至重，分步进行操作，治疗力度和量度均应以患者能够承受为准。在揉捏颈部时，重点揉捏颈后侧三线，尽量避免重力压迫颈前侧动脉。

5. 揉搓法

揉搓法以整个掌心作为治疗工具，联合使用揉法和搓法为治疗手段的方法。揉搓较广泛的病变部位时，常以手掌掌面根部为治疗工具，对施治部位施行往返性及旋转式的揉搓。对肢体的揉搓，常需双手相互配合，左手着重于固定肢体，并协调右手施行揉搓手法。

揉搓手法在治疗经筋病灶时，只要求对病灶起到初步的松解作用，为进一步消灶打下基础。

6. 弹拨法

弹拨法包括指弹拨法和肘尖弹拨法。指弹拨法是运用双手的指合力，以拇指弹，首先施行平衡性的揉拨，继而施以垂直揉弹拨的手法。肘尖弹拨法是运用双手的合力，以一侧肘尖首先施行平衡性的揉拨，继而施以垂直揉弹拨的手法。

弹拨法主要用于筋结病灶的松解。针对结灶进行弹拨，由浅而深地逐层将结灶消解。

7. 拍打法

拍打法是徒手或用自制的简便医疗工具，对施治部位施行拍打，使治疗部位潮红充血、血脉疏通，从而达到治疗目的，是一种简单而有效的医疗方法。

使用徒手拍打时，常用右手的掌指背作为拍打工具。施术时，患者取坐位或卧位，术者采用站位，稍向左侧身，用右上肢指掌背对施治部位施行拍打。拍打的施术要求：一是四小指合拢；二是善于运用掌力；三是腕部活动灵活，使指掌背真正成为拍打工具。

自制拍打用具，一般以幼细的柳枝条一把，用纱布捆绑而成。拍打工具的长短为 60~70 厘米，粗细以适合手握为度。施行拍打时，以右手执握工具的一端，工具的另一端对准施治部位。要善于运用腕力的灵活性，施予治疗部位的适宜量度，进行拍打。

拍打疗法常用于颈肩、腰背及肢体等部位的治疗。

8. 擦疗法

擦疗法是传统医术中常用的方法，其方法是以手掌的大鱼际或小鱼际着力于施治部位，施行擦拭动作。

动作要领：患者取卧位或坐位，医者以鱼际部或掌心，着力均匀地缓慢移动、往返擦拭；用力持续，动作连贯，实而不滞，滑而不浮，直线擦拭，并施加暗力的内动力，重点施于紧弦的筋结部位。

擦疗法除施行徒手的擦拭之外，还可适当配合使用功效良好的外用药酒涂搽，再行擦疗。此外，还可用姜片、番木瓜片等作为擦疗工具，既可对面积较小的病灶施治，又可获得药物外用协同的功效。

9. 抓拿法

通过移动、活动手掌及掌指关节，将拇指与四小指形成指合力，以动移痛，五指和掌相配合，通过压、推、抓、拿的手法变化，达到治疗效果。抓拿法主要运用于对头颈部、颈部、肩臂部、手臂和腿部的治疗，既可通经筋阻塞，又可散瘀消结止痛。

10. 综合手法

综合手法是指对中深层的理筋所运用的综合施治方法。综合运用，即医者根据患者经筋病症的需要，针对不同部位的病灶，选用多种不同的理筋手法进行综合施治的方法。

临床可以根据施治的部位，灵活运用与病灶相适宜的基本手法或综合手法。

三、壮医理筋手法的基本功

壮医经筋的穴位遍布全身，在临床中这些经筋及其穴位的着力点位置及作用，是需要医者不断通过临床实践、探求和研究才能熟练掌握和运用的。理筋手法的熟练运用程度，不仅可以直接决定临床疗效，而且还可以间接地影响到施术者体能的应用及健康。临证中选择姿势正确、合理的手法，不仅施力轻巧，而且还能起到"四两拨千斤"的效果。所以如何让有限的体力发挥更大的作用，而且又能保持医者最佳的体能，以便施术时能获得更大的功效，这就要求医者具备基本的体力、良好的体能和掌握基本的技术技巧。基本体力的锻炼，可以通过体育锻炼、武术练习增强体质来获得。还要具有运用指力、腕力、臀力及技术技巧的基本功夫，这需要加强基本功练习。常用的壮医经筋理筋手法基本功练习功法如下。

（一）壮医乾坤掌功法

壮医乾坤掌功是壮族古代的手法基本功练功方法，不仅能提高身体的基本素质，而且对指掌功力的训练和功法均有良好的增强作用。具体的功法可按下列动作姿势进行练习。

（1）起势：身体自然直立，两腿叉开，与肩同宽；两脚平行，脚尖微向内收；两手自然下垂于大腿外侧；两眼正视远方，头正项直，下颌微向下收；挺胸收腹。姿态自然，精神集中。

（2）蹲裆握拳：承继起势姿态，双腿屈曲半蹲，呈骑马蹲裆势；将双手握拳，掌心向上，两肘置于两肋胁，紧靠侧身，自然保持挺胸姿势。

（3）穿掌捏空：承上势，先将右手手掌由拳势变为伸掌向前平伸，掌心向下；然后伸腕仰掌，指曲捏空，握拳屈腕，旋臀穿掌（向左侧），回手握拳。按以上方法做左手的相应练习动作，但向右侧旋臀伸掌。

（4）托天摘星：承上势，将双手同时从胁部的握拳势向肩顶耳侧方向尽伸，掌心仰天，呈托天状，再由伸势五指呈摘星势。

（5）海底金钩：承上势，将手由上伸位做钩形内旋，并向外侧打一弧圈，至身臀下。

（6）压地飞：承上势，将钩手变为散掌，双手掌心向地面，呈腾飞姿势。

（7）双峰贯耳：承上势，将双手分别向身体外侧做半弧形向上运动，旋至两耳侧边，做握拳姿势。

（8）收势：承上势，将两手由握拳变为散掌，从耳边顺前向下至立正位。

（二）壮医指掌功法

壮医经筋手法讲究的是手指功夫与手腕功夫的互相配合，即指掌相合，故有一定的技巧性。壮医在运用手法理筋治病时，不仅要有娴熟的手法，还要有较强的指掌功力。要达到一定的功力，就必须进行指掌功法的练习，而且要持之以恒。练习的方法是尽力张开五指，并向后伸，然后慢慢回收呈曲指握拳状态，继之是曲腕旋臂，以增臂掌力及指力（如图33所示）。每天有空时即可进行指掌功操作训练，随时随地均可练习，每天数次，功夫自然成。

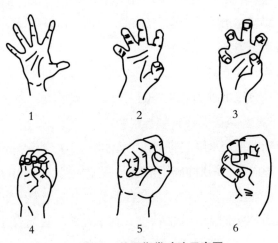

图33 壮医指掌功法示意图

四、壮医理筋手法图解

（一）眶膈筋区理筋手法及图解

（1）眶膈筋区是指眼眶外周的肌筋区域，包括眶上缘、眶下缘、眶外角、鼻眼间沟等。

（2）从经络循行而言，十二条经络皆与眼睛发生联系，并由足太阳经脉等入络入脑。足太阳经筋与足阳明经筋分别循行至眼，形成眼的目上网及目下网。

（3）疏通眼眶周的肌筋，使之筋舒而络活，对于改善和调节眼睛及大脑的内外环境生态平衡具有显著的作用。

（4）眼眶周的理筋施治适宜治疗眼疾及脑病，尤其对假性近视、胬肉攀睛、鼻睫神经综合征、慢性泪腺炎、慢性副鼻窦炎、慢性结膜炎、视网膜炎、眼视神经萎缩、外展神经麻痹、早期白内障、阵发性朦视、不明原因性头晕头痛、睡眠紊乱症、神经衰弱等的治疗，临床疗效突出。

（5）眼眶理筋施治时，操作宜柔缓而细致，避免直接接触眼球，慎防伤害眼睛。

眶膈筋区理筋手法如图34所示。

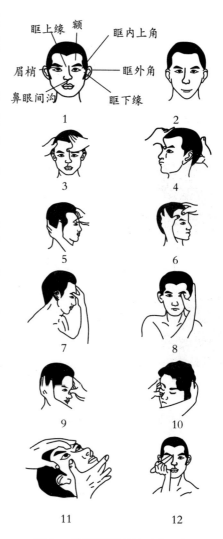

图34　眶膈筋区理筋手法示意图

（二）颞筋区理筋手法及图解

颞筋区位于头部前外侧，属少阳经所辖。肌筋特点是薄而紧弦、紧张性分布，气血易发生阻滞，形成突出筋结病灶点、病灶线及紧张带，易导致偏头痛、头脑气血郁滞。颞筋区理筋施治对于改善头部、眼部、面部及颈肩部等区域的生态平衡，具有实际的疗效。

颞筋区理筋施治，用于治疗慢性偏头痛、颞动脉炎、不明原因性头痛头晕、神经衰弱、视力下降、牙痛、颈肩部疼痛、智力降低、老年性痴呆症、儿童弱智、机体功能衰弱等，疗效显著。

对颞区施行理筋时，首先宜查明病灶，根据病灶特点进行综合性手法调理，并配合其他筋区同时调理。

颞筋区理筋手法如图35所示。

（三）颅顶筋区理筋手法及图解

颅顶筋区位于头颅的顶部，有督脉线自后向前经过，为人体

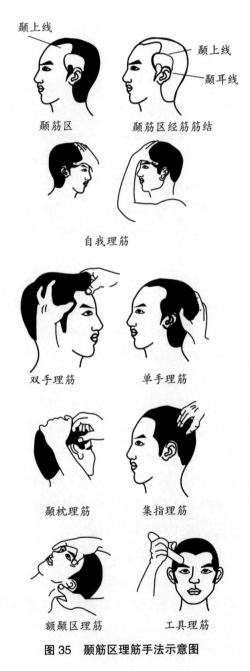

图 35　颞筋区理筋手法示意图

阳气分布的重点区域。颅顶区的筋结病灶多分布于督脉线及其两侧旁，理筋前先查清病灶所处的部位，然后依据病灶的不同类型，分别加以消灶解灶的不同手法施治。

颅顶筋区理筋手法如图 36 所示。

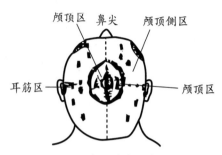

1. 颅顶区域经筋筋结病灶

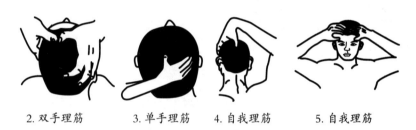

2. 双手理筋　　3. 单手理筋　　4. 自我理筋　　5. 自我理筋

图 36　颅顶筋区理筋手法示意图

（四）枕筋区理筋手法及图解

枕筋区位于颅脑的后侧，以枕外粗隆为中心基点，穴位呈"八"字形，向枕外两侧分布，呈枕上区及枕下区的筋结病灶分布态势。枕上区病灶多从枕后上部向颅侧呈放射状，沿骨嵴溪骨沉状。诊查病灶时宜运用指尖的微弱结构作为查灶工具，以切拨的方法，将深伏的微筋结灶查出，然后仍以指尖作为施治工具进行消灶。枕筋区病灶的敏感性较高，施用理筋手法消灶时要找到敏感点先施治，疗效突出。

枕筋区理筋手法如图 37 所示。

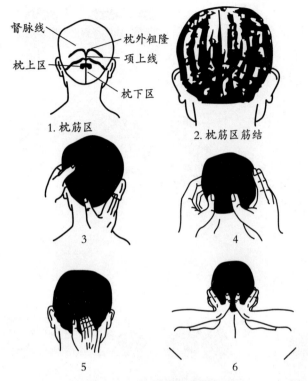

图 37 枕筋区理筋手法示意图

（五）颈肩筋区理筋手法及图解

颈肩筋区是人体上连头部，下接胸背及上肢的重要区域。

颈侧区分为 4 个区域，以第三区作为理筋施治区，第二区及第四区列入禁治区。

颈区的施治常用弓钳手法及掌功手法，分颈侧及颈后筋区加以施治。要分清颈浅层及颈深层肌筋所处的不同层次，分别注意肌筋的起始点及产生病变的筋结病灶点，采用以灶为腧诊治法则的施治方法调治。

肩部的施治按颈及肩的肌筋走向顺序加以调理。肩部重点施治部位是肩上部的浅层肌筋及肩上的肩带，其肌筋结构特点是位置比较深伏，并与颈部肩关节及冈下相联系而加以调理。

颈肩筋区理筋手法如图 38 所示。

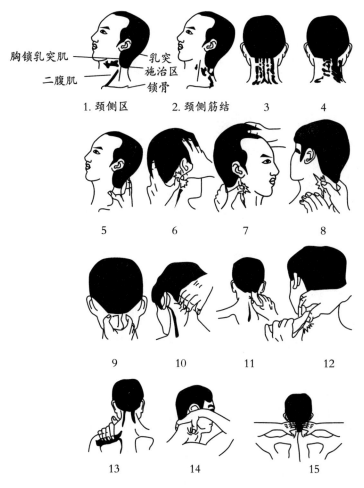

胸锁乳突肌
二腹肌
乳突
施治区
锁骨

1. 颈侧区　　　2. 颈侧筋结　　　3　　　　4

5　　　　6　　　　7　　　　8

9　　　　10　　　　11　　　　12

13　　　　14　　　　15

图 38　颈肩筋区理筋手法示意图

（六）腰背筋区理筋手法及图解

背腰联为一体，肌筋丰富，行走错综复杂，宜以综合方法施治。图 39 中运用了多种手法及多种施治方法，针对肌筋的不同走向，采用适其所宜的手法，此为经筋理筋的特点之一。此外，经筋理筋的体位十分讲究，如图 39 中的 3~6 所示，乃以双手的弓钳手法，对背部纵行于背脊的竖脊肌筋做垂直方向的分筋离筋施治，不仅治皮，而且与治筋、治膜联系在一起。又如对腰部的施治采用侧卧体位，并用肘臂法，在理筋基础上加以固

117

灶行针，施治直达病所，再加以拔火罐治疗，在发挥各单项疗效的基础上多项功效协同作用，比单一疗法效果明显。

腰背筋区理筋手法及施治方法如图 39 所示。

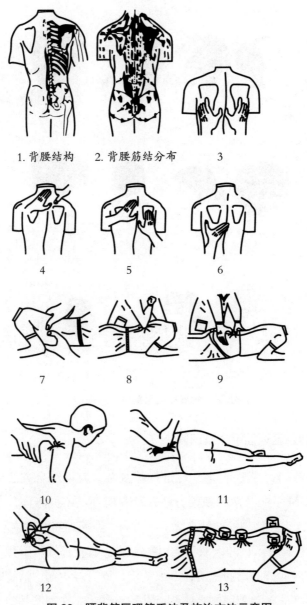

1. 背腰结构　　2. 背腰筋结分布　　　3

4　　　　　　5　　　　　　6

7　　　　　　8　　　　　　9

10　　　　　　　　　　11

12　　　　　　　　　　13

图 39　腰背筋区理筋手法及施治方法示意图

（七）胸膜筋区壮医理筋手法

胸膜部位于人体前侧，上下相连，以肋骨为界，内为胸腔及腹腔。理筋施治的对象是胸壁及胸壁的浅层肌筋，不做腔内脏器调理。但应熟悉腔内脏器的位置，并于诊疗过程分清腔内外的病情，明辨病症来源，以提高诊疗质量。

胸膜部理筋常用单弓钳手法及双弓钳手法。针对常见的筋结病灶所处部位，首先查明病灶的特点，然后采用拇指指尖或指腹，以切拨、揉拨的方法疏通结灶，舒筋活络，气血流通，阴阳调和，痼疾乃除。

胸膜部的理筋施治除了注重胸膜肌筋的关联之外，还应根据胸与背及腰、与腹的筋脉相互关系，采用胸背并治及腰腹同治的方法加以调治，方可获得标本并治的疗效。

第二节　壮医经筋针刺消灶法

一、壮医经筋针刺消灶法的定义

壮医经筋针刺消灶法也称壮医经筋针刺疗法，是针对壮医经筋结灶形成的生理病理特点进行解结治疗所使用的经筋针刺方法。依据筋与脉并为系的治疗原则，实施经筋针刺手法。其主要治疗的对象是经筋病症，直接施治的部位或穴位是经筋病灶，主要功能是消灶解结，故称为消灶法。

壮医经筋针刺消灶法具有施治目标明确、直达病所、效力集中、消灶力强、善于解锁、起效快速、疗效巩固等优点，基本体现壮医经筋特效穴群体的临床疗效，达到灶去病除的治疗目的。

二、壮医经筋针刺消灶法的施治原则

在壮医经筋临床应用中，使用针刺消灶法治疗经筋疾病时必须依照以下的施治原则进行。

（一）以灶为腧的施治原则

以灶为腧即是以经筋病灶作为施治的针刺穴位。以灶为腧的施治原则主要来源于《黄帝内经》，在《灵枢·经筋》叙述十二经筋循行途径、病症表现之后，对经筋病症均明确地提出"治在燔针劫刺，以知为数，以痛为输（腧）"的治疗原则。这里所说的燔针劫刺主要是指使用火针施治，以驱寒散邪；以知为数则是说明要依据患者感到疼痛的具体情况作为施治的量度；以痛为腧即以痛点作为治疗的穴位、部位。

痛即患者的自身感觉，属经筋病变的一种临床表现症状，以痛为腧明确指出了以疼痛点作为施治穴位的原则。而以灶为腧的施治原则则是壮医经筋学在以痛为腧的基础上创造性地提出的一个新的治疗原则，创新和发展了经典理论。壮医经筋学所说的病灶是经筋病症的阳性体征表现，是壮医经筋治疗学作为使用针刺施治穴位或部位的治疗原则。

壮医经筋学以灶为腧的施治原则具有施治直达病所、效力集中、疗效显著等优点。

（1）具有施治目标明确、定位准确、施治直达病所、得气显著、起效快速的特点。

（2）具有医者与患者统一认定的客观指征。当医者以针刺达治疗病灶时，医者的针感与患者的感觉同步出现。与以痛为腧的针刺治法相比较，以痛为腧主要是依赖患者的主观感觉，而以灶为腧则凸显医者、患者的感觉同时存在和同步显现，具有明显的区别和优势。

（3）由于患者的痛感差异，以痛为腧原则的痛点可能是病症之标，也可能为本，缺乏固定的治疗穴位，常规疗法难以确立。而以灶为腧原则具有病灶定位的规律性，便于常规施治。

（二）根源病灶与连锁反应病灶相结合的施治原则

根源病灶是指由于经筋病症本身所形成的主要病灶。连锁反应病灶则是指由根源病灶所引起的继发性病灶。对经筋病灶根源病灶的治疗，采取的施治原则是消灶根治；而对经筋病灶连锁反应病灶的治疗，则采取消灶解锁的施治原则。在临床应用根源病灶与连锁反应病灶相结合的施治原则时，可两者同时结合使用，以达到标本兼治，也可以采取各有侧重，标急者则解锁于先，然后再予治本的施治原则。

临床应用根源病灶与连锁反应病灶相结合的施治原则，实际是将局部治疗与机能调节相结合，即将局部病症所导致的全身机能变化进行同时治疗和调节。此外，某些经筋病症是由全身机能失衡所引起的，在诊查和施治时要进行全面的诊查，做到既要看到局部的症状，又要明了全身机能的变化，这样才能有机地将局部治疗与整体机能调节相结合，进行全面的治疗和调理，以达到标本同治的效果。

（三）分段消灶的施治原则

经筋病灶分段消灶的施治原则，是根据经筋具有延续性筋的特点而设立的治疗原则。临床可根据病灶的长短及病灶部位的特点进行分段消灶解结，而各段结灶的消灶方法可依据不同的针刺方法施行。

经筋病灶分段消灶的施治原则适合于连锁反应、多经并病时使用。临床上常应用于颈臂、背腰及大腿后侧线形经筋病灶的治疗。

三、壮医经筋消灶法的针刺方法

（一）固灶行针的针刺方法

固灶行针针刺方法的提出是依据以灶为腧的原则而来的，即为了实现针刺直达病所的需要，必须采用固定病灶而行针刺治疗的方法。

壮医经筋学常用的固灶行针方法有 5 种。

（1）掐持固灶法：以左手指合力将病灶掐持，右手持针行刺。

（2）握捉固灶法：以左手指合力将病灶紧握，并稍提起，右手提针沿着被提起的肌筋位置刺入。握捉固灶法行刺方便，可有效避开脏腑或要害部位，施针安全而有效。

（3）指切固灶法：运用左手指合力，以拇指指尖切压病灶，起固定病灶的作用，右手提针沿着左手拇指指甲尖位置快速刺入。指切固灶法适宜肌筋较薄部位的病灶施治。

（4）按压固灶法：运用左手指合力，以拇指指腹按压固定病灶，右手提针沿着左手拇指指甲尖位置快速刺入。按压固灶法适宜肌筋较丰厚部位的病灶施治。

（5）推按固灶法：运用左手指合力，以拇指指腹推按病灶离开血管或其他要害部位，并固定于方便及安全的刺治部位上，然后右手提针沿着左手拇指指甲尖位置快速刺入的方法。这一方法可以有效地避开血管、器官或一些要害部位。

（二）局部多针的针刺方法

局部多针是指对经筋病的病灶部位施以多针多刺（3~5 针），每针刺及不同的部位，运用多种不同手法施治的针刺疗法。局部多针的针刺方法主要是针对经筋病灶范围较广、面积较大的部位实施的治疗方法。临床实践证明，此法对于大面积的经筋病灶的治疗是一种非常有效的方法。

局部多针施治的量度应当因人、因病、因症、因部位而定，采取灵活的方法，一般在同一个经筋病灶的一个局部点施以 3~5 针为宜。

（三）一针多向的针刺方法

一针多向的针刺方法是在经筋病灶最痛点或腧穴部位直刺得气后，再将针退至浅层，分别向上、下、左、右等 2 个以上方向斜刺或平刺的针刺疗法。

临床可根据不同的经筋病症，并结合患者体质及针刺部位筋肉的厚薄不同，决定针刺的刺激强度及针刺方向。

一般体质强壮和以疼痛、挛急、强直、关节活动障碍等为主症的患者，可向 3 个以上方向针刺，且以各方向针刺得气后，均可行较大幅度的捻转提插手法；而体质虚弱和以肌筋弛纵不收、肢体萎废不用等为主症的患者，只可向 2~3 个方向针刺，得气后只宜行小幅度捻转提插手法或不用手法。患处筋肉丰厚者宜斜刺，筋肉浅薄者则宜平刺。在向一个方向针刺后，可稍留针 1 分钟左右，再向另一方向针刺，也可不留针。

（四）移行点刺的针刺方法

点刺是对施治区采用针尖轻轻接触并浅刺入经筋病灶的肌筋上，刺入后即拔出，然后又刺入即拔出，依据经筋病症的需要，重复操作多次，以达到治疗经筋疾病的一种针刺方法。移行点刺的针刺方法具有使用灵活的优点。

按照不同施治部位的要求及运用的方法不同，壮医经筋移行点刺的针刺方法常用的有 3 种。

（1）皮外移行点刺法：常应用于额筋区、股外侧筋等部位的施治。施针方法是手持短针，在经筋病灶的施治部位进行皮外移行点刺治疗。均不留针，轻点而过。皮外移行点刺法主要用于治疗病变较广泛而浅表的经筋病症。

（2）单针一孔持续点刺法：常应用于眶膈筋区、耳筋区等的点刺治疗。施针方法是用左手固定病灶点，以右手持短针，施以单针刺入，并在刺入后的固定位置将针刺入深点，再提出至浅点，如此又深又浅地来回点刺。

（3）单针移行点刺法：常应用于皮肤疏松可移的部位施治。施治方法是于施治部位刺入施治病灶一针后，将针尖移至皮下，左手转动新的病灶，对准针尖，再向新的病灶刺治。在使用单针移行点刺法时要注意，持针宜平稳、垂直，不宜在皮下移动针尖，以免伤及其他组织。单针移行点刺法在壮医经筋疾病的治疗中，起到单针一孔多点刺治的作用，是壮医经筋消灶法常用的针刺方法。

（五）尽筋直刺的针刺方法

尽筋直刺的针刺方法，是在关节附近的肌筋（肌腱）上直刺，即直接针刺至经筋两头的尽筋头上，以治疗经筋疾病的一种针刺方法。

所谓尽筋头，即是肌筋（肌腱）的两头（两侧）。"筋会于节"，四肢筋肉的尽端都联结在关节附近，是经筋病症的好发部位和易损伤点。尽筋直刺的针刺方法，具有直达病所的优点，镇痛作用显著，消炎作用强，比针刺肌腹作用更大，根治效果更理想，治愈更彻底，极少出现后遗症。故实施尽筋直刺针刺方法的关键是要熟悉肌筋的起始点和附着终点，才能灵活运用。

尽筋直刺的针刺方法临床常用于治疗寒痹、痛痹、骨痹。

（六）天人地刺的针刺方法

壮医经筋天人地刺的针刺方法也称经筋三刺法，是经筋消灶针刺法中常用的方法之一，即是将皮下、肌筋膜、筋结病灶作为天、人、地三层进行针刺治疗经筋疾病的针刺消灶法。特点是首刺为天刺，透过皮肤，稍作停留；第二刺为人刺，向深处刺达肌筋膜，又稍作停留；第三刺为地刺，直刺至肌筋肌束的结索点或经筋病灶处。壮医经筋天人地刺的针刺方法常用于治疗经筋病灶面积较宽的部位。

四、壮医经筋针刺消灶法的注意事项

壮医经筋学的针刺消灶法与传统的针刺方法稍有不同，要特别注意以下几点。

（1）多使用固灶行针的针刺方法，而且进针快速，一般不留针。

（2）对病灶局部施行多针疗法，但要行针有序，轻重有别，深浅得当，操作细致，安全施术。

（3）针刺达灶，得气显著。

（4）两手配合，动作协调。

（5）随着施针术的需要，变动医者与患者体位，做好针刺到达病灶的协调。

第三节　壮医经筋拔罐疗法

（一）定义

拔罐疗法又称负压疗法，是用玻璃罐、牛角罐、竹筒罐或塑料罐等作为器具，造成内腔负压，开口吸于所需治疗的部位上，以达到治疗疾病作用的传统疗法。

在壮族民间，老壮医们常将拔罐法称为角法，用牛羊角作为罐子，以纸烧形成负压，然后进行拔罐。随着社会的进步和时代的发展，使用的罐子有竹筒、陶制品、玻璃制品等。近年来更有抽空气方法、药液减压法等新方法，所以泛称拔罐疗法。

（二）拔罐疗法的治疗机理

拔罐疗法属于壮医经筋疗法的辅助治疗范畴。主要是以拔罐器腔的负压作用，吸附在人体的穴位或治疗部位，通过对局部皮肤肌腠的负压吸拔这一良性刺激，一方面使肌肤产生瘀血现象，局部血管扩张，血液循环加快，改变充血状态，从而促进血脉的疏通，使神经得到有效的调节，促进代谢，改善营养，增强机休抗病能力；另一方面通过吸拔，疏通龙路、火路的气机，开闭行滞，疏表调里，揭闭除郁，具有对机体功能调节的良性刺激作用，达到祛风除湿、散寒止痛、舒筋活络、拔毒消肿的目的。

（三）拔罐疗法的适应证与禁忌证

1. 适应证

拔罐疗法的适应证甚为广泛，其适应于治疗外感痧症、外感风热、外感闭郁、外感风寒、外感咳嗽、外感疲劳、外感腹泻腹痛等外感疾病；适应于治疗功能紊乱性疾病，如神经衰弱、疲劳综合征、睡眠紊乱症等；适应于治疗多种肌筋劳损及身体虚弱病症，如慢性腰肌劳损、慢性消化不良、慢性营养不良及慢性消耗疾病等；适应于治疗痹症类病症的治疗，如慢性膝关节炎、慢性肩周炎等；适应于治疗某些免疫性疾病，如支气管哮喘等。

2. 禁忌证

孕妇、经期妇女、6岁以下儿童、虚弱老人以及精神病、水肿、皮肤病、心力衰竭、恶性肿瘤、急性传染病、活动性肺结核、出血倾向、重要器官、大血管部位等，均不适宜使用拔罐治疗。

（四）拔罐疗法的工具选择及工具改进

1. 工具选择

选择的罐器大小适宜，负压量适度，罐口光滑平整，不漏空气，重量适当，大小、品种多样化，适应不同的治疗部位。

2. 工具改进

取火法工具改进。笔者以木质为火灶取火源，在木火灶上钉上铁钉，铁钉顶部缠上棉絮。使用时，棉絮上蘸高浓度（95%）酒精并点燃，然后将罐器盖于施治部位。本火灶器使用方便、安全。

3. 罐器改进

医用玻璃罐器虽具有吸引力强、吸附部位稳定、大小规格多样化等优点，但罐器的高度不足，易引发患者皮肤起水泡。因此现在常使用塑料拔罐套装，更为方便。

（五）操作方法及注意事项

1. 操作方法

首先选择好施治部位，暴露治疗部位。患者采取便于罐器上立的体位，木火灶垫置于皮肤上面，盖上罐器，罐内燃火熄灭，自然吸附于治疗穴位。依次行拔，重点把治疗位置放在穴位上。拔罐数目依病情而定。拔罐时间一般为5分钟左右，间隔的治疗时间一般为3~5天。

2. 注意事项

（1）使用玻璃罐，点火时蘸酒精即可，不宜过多，以免外滴燃烧伤及患者。

（2）罐器行盖时宜从慢、从轻处理，以免火焰烧伤皮肤。

（3）罐器宜垂直行拔，侧口行拔应尽量避免。连续使用的罐器宜吹去罐内的残余酒精，以免闪火烧伤皮肤。

（4）去除罐器时应先按压皮肤，让空气流入，然后除罐。

（5）使用前应检查罐器，将破漏、边缘锐利者做废品弃之不用。

（6）拔罐部位如发生破损、起水泡时，应作适当处置。

（7）拔罐器件每次使用后要进行清洁和消毒。

第四节　壮医经筋三联疗法

壮医经筋三联疗法是指同时将理筋手法、针刺疗法和拔罐疗法三者联合应用于经筋疾病治疗的施治方法。

壮医经筋三联疗法的具体步骤：第一步手法休整，先对患者运用基本的理筋手法施治，即运用单式手法或复合手法对躯体进行全面"扫荡"性治疗，让患者首先获得明显的舒适感，再以手法对局部的病灶进行手法消灶、解结，即给予患者适当地休整；第二步针刺消灶，即施行针刺疗法，对重点病灶及连锁反应的结灶进行分次针刺治疗；第三步拔罐祛瘀，即在针刺治疗的穴位或部位上，再施以拔罐祛瘀疗法。

在完成全套治疗过程中，因治疗部位及治疗量的不同，应对体位、治疗部位作灵活调整，以适应全程治疗的需要。休整与调整措施可根据患者的接受能力及治疗的需要，灵活掌握。

第五节　壮医经筋综合疗法

（一）经筋结灶探查

在体格检查的基础上，以经筋手触查灶法对全身经筋结灶进行探查。探查的顺序从头部开始，向颈、肩、胸、腹及四肢全面探查。探查的重点部位，头部为眶膈筋区、颞筋区、耳筋区及枕筋区，颈部为颈后侧项及颈后筋区，肩部为冈上肌及小菱形肌筋区，胸部为锁骨下肌筋区、左五肋胸大肌及肋弓筋区，腹部为腹直肌、腹外斜肌筋区及腹后缓筋，背部为冈下肌筋区及竖脊肌筋区，腰部为腰三角筋区，臀部为梨状肌筋区及臀大腹后缓筋，上肢为肩筋区、肘筋区，下肢为大腿股内侧、股外侧及膝筋区，小腿为腘筋区、腓肠肌及比目鱼肌筋区。

（二）初步疏解结灶

在探查结灶的基础上，对查出的阳性结灶运用不同的实用理筋手法进行疏解，达到躯体经筋的结灶全面初步松解的目的。

（三）运用针刺疗法进行消灶解结

在手法疏解结灶的基础上，对经筋病灶及连锁反应形成的经筋结灶，应用针刺疗法手段进行消灶解结；要因人、因灶、因病分别施行，刺疗方法多样化。

（四）投拔火罐，增强功效

在针刺腧穴、病灶、筋结部位后投拔火罐施治，以增强疗效。

（五）疏头

疏头即对头部的经筋结灶给予适当的手法或针刺治疗，以消除头部的病症，增强整体治疗功效。

（六）补遗

补遗是指对施治遗漏或患者感到治疗未达满足要求的病变部位做必要的补充治疗，以补足病症治疗的需要，达到满意的治疗效果。

第六节　常见经筋区的壮医经筋施治法

（一）头部眶膈筋区的施治方法

眶膈筋区是指鼻骨与眼眶内缘之间的部位及眶上缘区域。该区域以理筋手法及针刺疗法施治。施治时运用指合力，以拇指指尖切按鼻泪骨间沟肌筋2~3分钟，继而向下切按，延达迎香穴，再将拇指指尖移向眶上缘及内上角，切按大皱眉肌及肌筋。切按时，把拇指指尖指向内上角，忌触压眼球。接着切按眶上缘中部及尾部，最后揉按或切按眉间印堂，再将手法移至眉梢上部施以适宜的治疗（参见图34）。需要时配合单穴皮肤点刺法针治。

（二）颞筋区的施治方法

颞筋区是指头部颞上线以下、耳根前与眼眶外之间的区域。该区域主要有颞前肌、颞后肌、小皱眉肌及筋膜，结构较薄而坚紧，血管神经丰富，常应用理筋手法与针刺疗法联合施治。手法施治重点对上述三肌及筋膜运用拇指指腹借助指合力，先行揉抹手法松解局部的肌筋，继而以切按手法对结灶施以切拨。切拨用力宜轻，以患者感到可耐受而舒适为标准。切拨的次序一般按三线（即颞上区线、颞筋区二线及眉梢耳枕线）、三区（即颞一区、颞二区及颞三区，参见图35）自前向后，逐一消灶。手法消灶每次3~4个灶点，以达到初步松解为度。对病灶广泛的病例应加颌骨冠突及耳前筋灶点施治。

颞筋区的针刺疗法，一般是对三肌的结灶各施治一针；必要时对颞肌腱（即上关穴）加施一针，均以结灶为腧，直入直出，不予留针（参见图35）。

（三）枕筋区的施治方法

枕筋区是指枕骨外粗隆、上项线以下至风池、风府之间的筋区。该筋区附着颈部的部分肌筋，易发生筋性劳伤。但该筋区有一半长毛发，头皮薄紧，病灶隐蔽，紧接颈项，查灶及施治均需花费时间和精力。主要的施治方法是运用手法及针刺治疗。病灶常见于脑户、玉枕、脑空、风池及风府。手法乃以切按为主，适当加用掐捏、揉捏。针刺以结灶与腧穴相结合为主要施治部位，采用切固灶的单针点刺法施治（参见图37）。

（四）颈项筋区的施治方法

颈项筋区是指后颈及后颈侧自头至肩之间的筋区。该筋区的肌肉筋膜层次较多，走向变动较大，同时有哑门及重要神经血管，施治时要特别谨慎，一般施用掐捏揉手法。施治后，按经筋图线或结灶以两线三点针刺。用掐提穴固定法或按压固定针刺腧穴，直入直出，不予留针。针刺后施以拔火罐治疗（参见图38）。

（五）肩部筋区的施治方法

肩部筋区是指颈至肩之间的筋区。该筋区较丰厚，属肌筋病症的好发部位。但该筋区的深部有肺尖及重要血管，施治时要注意。常用捏揉手法及臀按压手法。以掐提方法固定针刺灶穴，用自外向内的一线三点至四点灶刺治手法。针刺后施以拔火罐治疗。

（六）肩臀肘筋区的施治方法

肩臀肘筋区是指肩臀至肘腕部的筋区。该筋区的范围较广，是经筋病症的好发部位之一。常用按压、捏揉、捏搓、掐搓、弹拨等手法施治。针刺以肩顶、肩前、喙突、肘窝等筋区为主要的施治灶位，以单针直刺手法向结灶刺治，不留针。针刺后施以拔火罐治疗。

（七）背部筋区的施治方法

背部筋区的面积较宽，其重点筋灶是夹脊、肩胛内上角、冈下肌及部分肋结节筋带。施用的手法常先以滚动法推滚全背及腰部，继而以按压手法对筋结显著部位做沉压放松与施治；对冈下肌、肋结节以指合力的拇指指腹按压法或切按施治；对浅层的斜肌以适当的体位做掐捏手法施治；对大小菱形肌筋以按压及提提施治，以获得全面肌筋松解、全背舒适为度。针对主要结灶，以紧压的固灶方法施以点刺达筋膜表层，对肩胛内上角及肋结节的结灶以紧压病灶于骨面上加以点刺；对夹脊肌筋用推向脊椎方向压紧刺疗，疏密度适宜。该筋区的肋间隙内不可深刺，以免刺入胸腔造成严重的后果。针刺后，在针刺孔皮表加施拔火罐治疗。

（八）胸前筋区施治的方法

胸前筋区以锁骨下肌筋、胸锁关节及胸肋关节、胸骨表面、肋弓及剑突为常见的经筋结灶好发部位；部分病例有胸肋部肌筋及肋部肌筋的损伤病灶，亦可查及左五肋胸肋关节及第十一游离肋端、第十二游离肋端的结灶；肋弓缘的结灶亦可查及。

对胸筋区的施治常用揉抹手法、点切法、切拨法、掐揉法等，以轻手法为主，力戒粗暴。胸部针刺以紧按将结灶固定于骨质表现，继而行点刺治疗。对可提掐的肌筋（如胸肌肌筋）以提掐方法，将针刺的肌筋提离胸壁后针刺，针尖不可向胸腔方向行刺。肋部一般刺治的灶位为3~5个。针刺后，以吸力较轻的拔罐器行拔火罐施治。

（九）腰部筋区的施治方法

腰部筋区以腰椎两侧的肌筋及腰椎第三横棘突的病变损伤为常见部位，其上连胸脊，以推滚、臀压、掐捏、拇指腹揉抹等手法施治。患者体位，以俯卧及侧位分次行施。针刺以紧压固定结灶后行刺，常用俯卧位直刺与侧卧位侧刺的方法，针刺向腰椎体方向刺入，忌向后腹腔方向行刺。

为避免刺伤肾脏、右腰椎第二与第三椎体横突间以上的部位（距正中线外向 5~7.2 厘米）及左腰椎体下缘以上的部位，切忌深针。第十二肋骨以上的区域属胸腔范畴，忌误刺入。腰部筋区针刺一般施治 3 个灶位，但注意分浅层、深层肌筋的结灶位置。针刺后用吸力较轻的拨罐器行拔火罐施治。

（十）腹部筋区的施治方法

腹部筋区按九区划分法分上腹、中腹、下腹三个区域。施治者需熟悉每一筋区的解剖情况。腹部常见的筋结多见于腹直肌肌筋、腹外斜肌筋、腹白线及脐下五皱襞。对腹部的手法施治常用轻浮的抚揉法、轻切揉法；腹侧有时采用掐揉法；对深部缓筋常以拇指指腹行切拨及切揉施治。腹部的针刺治疗是对上述常见肌筋的结灶做间隔的点刺，全腹点刺 5~7 针，运用按压固灶或提握固灶的方法。所刺深度限于腹壁，切忌刺进腹腔。针刺后行拔火罐治疗。

（十一）臀骶筋区的施治方法

臀骶筋区是指腰骶区间、骶部筋区及臀部筋区的联合筋区。该区域是经筋病症的高发区，结构复杂，肌肉丰厚，上下并联，牵涉面广泛。对该筋区的手法施治一般使用较重的手法，如指腹弹拨法、臀部按揉法、肘尖按揉法及指尖切拨法等。重点施治部位为髂脊、腰眼、骶骨八髎、臀中及臀侧与臀后坐骨结节等的筋结病灶。

臀筋区的针刺主要用按压固灶及压拨固灶的方法。行刺的重点是针刺肌膜结索及其尽筋头、受损的韧带。针刺后行拔火罐治疗。

（十二）下肢筋区的施治方法

根据"四维相代"原理，下肢伤筋具有拮抗面、立体性、广泛性的联合损伤特点。大腿前侧结灶好发于伏兔、股内和股外侧肌筋的中部及其下端的尽筋头；大腿后侧结灶好发于中线及左右侧线的肌筋，以中线为高发筋线，可触及明显的索状结灶物；大腿内上侧肌筋的结灶在腹股沟上下股动脉外侧；股后侧肌筋损伤者步行艰难，其筋结主要来自于坐骨结节。膝髌筋区的结灶好发于膝眼及股、胫肌筋的附着点；腘筋区的结灶呈"▽"形状，上两角深伏于腘窝上两侧、腓肠肌内外侧，下角于腘下中部，另一筋结偏于中部外侧（跖肌肌筋）。小腿后侧的筋结呈"Y"形，依经筋标本线图形状分布，上两支筋汇合伸向承山、足跟；小腿前外侧的筋结好发于胫前及腓骨沿线区，后者以其中下部位的筋结最为突出。

腿部的手法施治以联合手法为主，对筋结各部位逐个分筋。针刺多以针对结灶使用各之所宜的刺治手法。针刺后行拔火罐治疗。

第八章 壮医经筋病的治疗

第一节 头面部病症的治疗

一、头皮皮下静脉丛炎

（一）概述

头皮皮下静脉丛炎是头部皮肉筋脉的常见病症之一。初发阶段患者头皮局部有麻木感，多位于头部的巅顶，并伴绵绵隐痛。诊查时可以摸到局部头皮增厚、增粗，甚至皮下有隆起的肿块，伴随头晕头痛症状出现，这类现象大多见于颅骨的沟缝上，呈节段性、条索状筋结形态，甚至有些人头顶部也能触摸到颗粒状结节。发病原因与患者习惯湿发睡眠有关，男女皆可患病，发病时轻时重，遇寒易发。随着病变演进，遂觉头部的巅顶有明显的麻木感，但往往不会引起患者的重视。

（二）症状和体征

1. 主要临床症状

（1）头皮麻木：以头巅顶部麻木反复发作为主，病情较重者可出现大范围头部麻木感及胀痛感。

（2）头晕头痛：患者常以头晕头痛的愁诉求医，成为慢性不明原因的头晕头痛的致病因之一。

2. 体征

经筋摸结诊查，可查到隐性的阳性筋结点。

（1）病初起，头皮局部增厚增粗，多于颅骨的沟缝上查及，呈节段性、索样的筋结形态。

（2）可于头巅顶或于以百会为中心的四神聪穴附近查见颗粒状结节或痛性小结。当病灶瘀血较重时，可触及其产生的波动感，但无明显的发红及灼热表现，较大的病灶形状如粟米，波动甚为显著。

（3）多数患者不能自觉发现病灶的所在部位，当医者触查时，患者才感觉到病灶的异常定位，并与医者产生同步感应。

（三）治疗方法

查到病灶，在排除急性化脓性感染与恶性病变的情况下，可按头皮皮下静脉丛炎处置。对于增厚增粗类型的病灶，直接运用综合理筋消灶的方法治疗。

（1）理筋手法治疗：主要用拇指的切拨、切按、揉抹等理筋手法，令病灶的硬结松解、舒筋活络。

（2）针刺疗法：在理筋手法治疗的基础上，对一些固结难解的筋结病灶联合应用针刺疗法。在严格消毒后，以1寸毫针进行局部病灶点刺，深度及疏密度适宜，不宜深刺穿透帽状腱膜。对于瘀血型病灶的施治，分两次施行，第一次以毫针在低位向瘀血基部刺入，使瘀血溢出，拭去瘀血，从而产生消肿减压的作用；待瘀血消散后，按局部增厚型病灶做第二次处置。

二、偏 头 痛

（一）概述

偏头痛是一种临床常见的慢性神经血管性疾患，以一侧头痛反复性、周期性发作为特征。表现为发作性的偏侧搏动性头痛，伴恶心、呕吐等，在安静、黑暗环境或睡眠后头痛缓解，经一段间歇期后再次发病。在头痛发生前或发作时可伴有神经、精神功能障碍。偏头痛的患病率，女性为3.3%~32.6%，男性为0.7%~16.1%。偏头痛可发生于任何年龄，首次发病多见于青春期。

（二）症状和体征

1. 主要临床症状

头痛多偏于一侧，以颞筋区的疼痛尤为剧烈。严重者头若紧箍，痛不可忍，烦躁不安，可伴有局部热感、流泪、头晕、颈僵、恶心、呕吐等。

2. 体征

经筋摸结诊查，可查到隐性的阳性筋结点。

（1）在眶膈筋区的内上角及眶上缘可查见大皱眉肌筋、眼轮匝肌形成的筋结病灶。

（2）在颞筋区的前、后颞肌及筋膜，除于颞上线查到至少有3个筋结点病灶外，还可查到小索样病灶。部分病例颞肌呈现肌凝块症。

（3）在上关、下关腧穴区多形成紧张块状病变。

（4）耳筋区的上耳肌、前耳肌和后耳肌呈屈曲状筋结。

（5）在枕筋区的项上线肌筋附着点和颈可查到筋结点以及斜方肌、颈夹肌、头长肌等呈索样病变。在部分病例的前胸及背胸，也可查到相应的肌筋筋结病灶。

（三）治疗方法

用经筋疗法治疗偏头痛具有起效迅速，远期疗效巩固，无须药物辅助治疗等优点。具体的施治方法如下。

（1）理筋手法治疗：根据眶膈筋区、颞筋区、枕筋区及颈筋区等不同病灶施以不同的理筋手法，达到筋结病灶的一般松解。

（2）针刺疗法：在理筋手法治疗的基础上，对一些顽固难解的筋结病灶联合应用针刺疗法，分次给予固灶行针点刺治疗，视病灶及患者承受的情况，分别给予适当的治疗量。一般的患者每次可针刺2~3个穴位。

（3）拔罐治疗：经过理筋手法和针刺疗法治疗后，对一些比较严重的患者，还可以在头、颈、背、胸等部位施以拔火罐治疗，令施治部位充分潮红充血，有利于病灶的吸收修复。

三、颞动脉炎综合征

（一）概述

颞动脉炎综合征又称 Horton 氏综合征，古代中医称为"枢折"，以解剖部位命名，属于一种大、中动脉炎症，可累及多个部位的动脉，但均有颞动脉损伤。临床上常以头痛、发热、眼部疼痛、全身疼痛、乏力、失眠和进行性视力障碍甚至失明为特征。

（二）症状和体征

1. 主要临床症状

（1）早期症状：起病较轻，多呈隐匿性，多表现为全身症状，包括发热、不适、疲乏无力、消瘦、多汗、贫血、头痛和关节痛等。

（2）突出表现为患部呈搏动性刺痛，沿颞动脉方向可有皮肤潮红而肿，或呈蛇形硬条索状压痛，动脉搏动减弱甚至消失。

（3）可伴有风湿性多发性肌痛症，表现为双侧对称性肌僵直疼痛，以及颈部、肩、背部、髋关节、大腿等处疼痛，活动时疼痛明显。但有些患者常以风湿性多发性肌痛症为首发症状。

2. 体征

（1）在颞筋区除可查到颞动脉的脉壁增厚或呈蛇形硬条索样变之外，还可见颞肌紧张性亢进。

（2）在颞肌附着于颞上线的三点牵拉引力点出现筋结病灶。在眶筋区、颈筋区、冈上筋区等可查到不同程度的筋性病变的形成，以颈侧筋区的经筋筋结尤为明显。

（三）治疗方法

经筋疗法对于颞动脉炎具有缓筋止痛、软坚解结的良性反馈性治疗作用。一般首次施治后局部疼痛即获显著缓解，坚持治疗可多年不复发。具体的施治方法如下。

（1）理筋手法治疗：以头、颈、肩、背筋区为施治的重点区域，以理筋手法进行舒筋解结。

（2）针刺疗法：在理筋手法治疗的基础上，对颞筋区的颞动脉形成的固结难解病灶及筋结病灶联合应用针刺疗法，分次给予固灶行针点刺治疗，视病灶及患者承受的情况，分别给予适当的治疗量。同时，对颈项筋区、肩背筋区，将牵连受累及的肌筋施以适宜的针刺治疗。

（3）拔罐治疗：经过理筋手法和针刺疗法治疗后，对一些比较严重的患者，在额、颞、颈、背筋区施以拔火罐治疗，令其筋舒络活，有利于病变中的颞动脉及周围肌肉炎症的消除。

四、筋性眩晕症

（一）概述

筋性眩晕症是由于肌筋收缩失衡所致，尤其是以头颈部的肌筋伸缩失衡，致使患者感到头晕及有摇晃感但无旋转性晕感的一类筋性疾病，是目前发现的 29 种筋性类似病之一。

（二）症状和体征

1. 主要临床症状

常在感受寒凉或上呼吸道感染时伴发起病，眼花头晕症状突出。头晕主要是感觉头部晃动及躯体摇晃而有失衡感，轴心失衡为主要感觉，但没有旋转感，无典型恶心呕吐、眼球震颤等表现。好发于体质强壮的青壮年，病情延续时间较长，达数月至半年，症状不自行消失。一般抗晕药物疗效欠佳，成为临床上的疑难杂症之一。

2. 体征

筋性眩晕症的阳性病灶好发于头颈筋区，经筋摸结诊查，可查到隐性的阳性筋结点。

（1）在头部眶膈筋区的7个经筋穴位及颞筋区的前颞肌、后颞肌、小皱眉肌以及耳筋区的耳上肌、耳前肌、耳后肌，皆可见肌紧张性亢进反应。

（2）在眶筋区的大皱眉肌及颞筋区的小皱眉肌形成挛缩反应的筋结点甚为突出。颞前肌的前肌束和前、后颞肌的联合部及颞筋膜亦呈肌紧张性亢进。

（3）颈侧胸锁乳突肌、头夹肌、颈夹肌、颈长肌等牵张性增强。

（4）颗粒型的筋结点常在颞上线的肌筋牵拉应力点、耳肌分叉点及颈部胸锁乳突肌的中点查出。

（三）治疗方法

运用综合疗法的施治手段来舒通经络，令经络畅流无阻，运输气血，濡养筋肉，筋柔节利，拘去急除，晕乃自息。具体的施治方法如下。

（1）理筋手法治疗：重点对颈项、背胸和肢体的肌筋、颞筋膜、小皱眉肌、耳三肌以及颈侧的筋结穴位进行广泛的舒筋活络治疗，以达到整体机能的基本平衡。

（2）针刺疗法：在理筋手法治疗的基础上，重点对头颈的眶膈筋区、颞筋区以及颈侧和颈后筋区的筋结病灶联合应用针刺疗法，分次给予固灶行针点刺治疗，视病灶及患者承受的情况，分别给予适当的治疗量。一般的患者每次可针刺2~3个穴位，施行系列解结的治疗，令阻闭的筋结点之气滞血瘀病态形成气行而血脉通畅的新局面，以促进气血调和、筋脉顺畅。

（3）拔罐治疗：经过理筋手法和针刺疗法治疗后，对一些比较严重的患者，还可以在所针刺穴位的皮肤表面或在颞、额、颈、肩及背阳的经筋穴位施以拔火罐治疗，既可促进血脉疏通，还可令其邪从表解，缩短病程，增强疗效，促使疾病转归，从而减轻患者疾苦。

五、脑囊肿术后后遗症

（一）概述

脑囊肿是脑组织与其附属物形成囊性肿物，并产生不同程度的脑压迫症状的病症。虽然脑囊肿属于良性赘物，但其体积庞大对脑产生压迫，可形成脑部的占位性病变。在占位性病变形成期，脑组织受到囊肿体积胀大的压迫，产生系列性的压迫性症状，其中发生眼睑下垂形成的眼裂变小、麻痹性内斜视、肢体功能障碍等颇为常见。实施囊肿手术切除或引流术后所遗留的后遗病症表现，称为脑囊肿术后后遗症。在一定条件下，该病的病变性质与脑的占位性病变、脑出血等具有类似的病情，即脑损伤及脑损伤后遗症。

（二）症状和体征

脑囊肿术后后遗症的体征表现乃根据脑囊肿所处的不同部位来认定。一般常见的后遗症多以眼部的病态及肢体运动功能障碍为主要表现，其中麻痹性眼的内斜视、眼球外展运动受限以及一侧肢体偏瘫或畸形是本病的常见体征表现。

（三）治疗方法

经筋疗法将脑囊肿术后后遗症以脑中枢性损伤伴局部体征并存为第一种类型，以中枢损伤体征表现已去除而纯肢体性后遗症独存为第二种类型。将两者区别对待，对第一种类型以治脑伴治残肢的方法施治；对第二种类型重点放在治疗后遗症。具体的施治方法如下。

（1）理筋手法治疗：在经筋查灶查明阳性筋结病灶分布所在体位后，贯彻以灶为腧的施治原则，运用理筋医疗手法，对筋结病灶加以施治，令病灶获得初步的舒筋活络。

（2）针刺疗法：在理筋手法治疗的基础上，对固结病灶分次给予固灶行针点刺治疗，视病灶及患者承受的情况，分别给予适当的治疗量，进行消灶解结。

（3）拔罐治疗：经过理筋手法和针刺疗法治疗后，对一些比较严重的患者，还可以在所针刺穴位的皮肤表面再施以拔火罐治疗，以增加治疗量，缩短病程，增强疗效，促使疾病转归，减轻患者疾苦。

六、筛前神经综合征

（一）概述

筛前神经综合征又称 Charlin 氏综合征，常见于筛窦炎、鼻中甲肥大等，导致鼻睫状神经及筛前神经受刺激而诱发。

（二）症状和体征

1. 主要临床症状

多表现为神经分布的区域不定性疼痛，多位于额部，并向鼻梁和眼眶放射，伴有不同程度的反应性眩晕感、颈痛、僵硬感、流泪等。

2. 体征

可见患者的眶膈筋区、颞筋区、额筋区存在筋结的反应性病灶，也常在颈项筋区、肩背筋区等出现不同程度的筋性反应的筋结，形成整体机体反应与局部症状突出为特点的病症表现。

（三）治疗方法

运用局部消灶解结，结合整体调治的综合理筋手法治疗。经筋疗法治疗筛前神经综合征的疗效显著，且效果巩固期长，远期疗效良好。具体的施治方法如下。

（1）理筋手法治疗：重点对患者的眶膈筋区的 7 个经筋穴位及颞、颈、肩、背筋区，在查灶基础上以不同的理筋手法进行治疗，施以舒筋活络的调治。

（2）针刺疗法：在理筋手法治疗的基础上，对一些固结难解的筋结病灶联合应用针刺疗法，分次给予固灶行针点刺治疗，视病灶及患者承受的情况，分别给予适当的治疗量。

（3）拔罐治疗：经过理筋手法和针刺疗法治疗后，对一些比较严重的患者，还可以在所针刺穴位的皮肤表面或额筋区、颞筋区的经筋穴位，再施以拔火罐治疗，以增加治疗量，缩短病程，增强疗效，促使疾病转归，减轻患者疾苦。

七、外展神经麻痹

（一）概述

外展神经麻痹是指因一条或多条眼外肌麻痹或运动受限致眼球向内聚视，外展运动受限。壮医认为，筋结病灶的挛缩发生经筋阻闭不通，导致眼部肌筋失其所养，筋的伸缩功能障碍而引发。由于眼球向内侧固定凝视，患侧眼球的巩膜外（俗称白膜）显露突出，故民间称之为白眼病。

外展神经麻痹常见于颅脑外伤、高血压、糖尿病患者，颅内肿瘤的初期体征也常表现为外展神经麻痹。

（二）症状和体征

1. 主要临床症状

（1）患侧眼球向内聚视，向外运动障碍；两侧眼球的外展神经同时发生病变时，两个眼球皆可向内聚视，俗称斗鸡眼。

（2）轻度病例眼球向外侧运动仅轻度受限，中度病例患侧眼球常只可转动到达眼中轴，重度病例患侧眼球转动完全丧失。

（3）单纯性的眼部外展神经麻痹仅以眼球运动障碍为主要的临床表现，部分病例伴有弱视、复视等症状，眼球形态一般不出现特殊改变。

2. 体征

经筋摸结诊查，可查到隐性的阳性筋结点。病灶结节主要分布在眼眶内上角、眶上缘中部、眼眶梢的经筋线行程终止点的目上网及目下网。病灶形状以颗粒形者为主，也可见片状的筋结及线性形状的病灶体态。

（三）治疗方法

经筋疗法对外展神经麻痹的疗效显著，尤其是治疗脑部车祸伤、脑囊肿术后遗留性及先天性内斜眼，疗效满意。具体的施治方法如下。

（1）理筋手法治疗：针对眶内上角、眶上缘中部4号穴位及目上网与目下网等眶膈筋区，查明病灶的位置后，将弓钳手的大拇指（左）置于眶上缘中点骨边缘，采用切拨法、切按法等进行治疗，使筋结病灶得以初步松解，疼痛得以缓解。

（2）针刺疗法：在理筋手法治疗的基础上，对一些固结难解的筋结病灶联合应用针刺疗法，分次给予固灶行针点刺治疗，视病灶及患者承受的情况，分别给予适当的治疗量。

（3）拔罐治疗：经过理筋手法和针刺疗法治疗后，对一些比较严重的患者，还可以在所针刺穴位的皮肤表面或额部及太阳穴表皮再施以拔火罐治疗，以增加治疗量，缩短病程，促使疾病转归，减轻患者疾苦。

八、青少年近视眼

（一）概述

近视是指眼的屈光度数过大或眼的纵轴长度较大，当平行的光线进入眼球之后，其成像于视网膜之前，因此看远物时视力不好，而看近处的物体时较清楚。近视可分为假性近视和真性近视。假性近视多见于青少年，主要是由于眼内睫状肌疲劳，使调节功能降低所致；真性近视是眼轴变长，外界光线仅能射在视网膜前面，因此患者只能看清近处的东西，对远处物体模糊不清。其原因多为不适当地用眼，如长时间近距离工作、在光线暗淡等情况下看书、姿势不正确等。此外高度近视与遗传基因也有一定的关系。

（二）症状和体征

1. 主要临床症状

以视远物模糊不清，视近物时仍正常为特征。当看书时间较长时，自我感觉头晕、脑胀、视力障碍等。

2. 体征

（1）可出现眼球突出或眼球凹陷。

（2）眼眶周围的肌筋、颞筋区及颈筋区可查及筋性病灶。

（三）治疗方法

青少年近视主要是由肌性疲劳所产生，治愈后在过度用眼及机体功能变化时还可复发，目前还没有一劳永逸的治疗方法，所以除了治疗外，还需学会自我调节，并持之以恒。

（1）理筋手法治疗：重点在眼眶周围的肌筋处施以理筋手法。以弓钳手法，采用切拨法、切按法、揉抹法等进行治疗，手法均要随着施治的需要而灵活变化。例如，对眶膈筋区1号穴施治时，宜将四小指并拢贴于患者的额外，用拇指指尖切按、切拨等方法施治；对眶膈筋区2号穴施治时，将四小指并拢贴在患者的额角，拇指在反方向的位置，将拇指指尖自眼眶内上角向内上方做切拨穴位治疗，不可向眼球方向切按，使筋结病灶得以初步松解，疼痛得以缓解。

（2）针刺疗法：在理筋手法治疗的基础上，对一些固结难解的筋结病灶联合应用针刺疗法，分次给予固灶行针点刺治疗，视病灶及患者承受的情况，分别给予适当的治疗量。

（3）拔罐治疗：经过理筋手法和针刺疗法治疗后，对一些比较严重的患者，还可以在所针刺穴位的皮肤表面或颈肩部再施以拔火罐治疗，以增加治疗量，缩短病程，促使疾病转归，减轻患者疾苦。

九、面神经麻痹

（一）概述

面神经麻痹又称面瘫，以面部表情肌群运动功能障碍为特征，一般表现为口眼歪斜、眼睑下垂、面肌麻痹等的病症。患侧往往连最基本的抬眉、闭眼、鼓腮等动作都无法完成。任何年龄均可发病，但以青壮年较为多见，男性多于女性，绝大多数为一侧。引起面神经麻痹的病因有多种，临床上分为中枢性面神经麻痹和周围性面神经麻痹两种。周围性面瘫多因面神经在茎乳突孔内急性非化脓性炎症而引起，中枢性面瘫多因脑血管疾病和脑肿瘤等而引起。

（二）症状和体征

1. 主要临床症状

患者病侧眼睑下垂，眼裂变宽，面部表情肌运动丧失，鼻唇沟变浅甚至消失，口歪向健侧，皱眉动作丧失，鼓腮及笑时面部偏歪，口裂不能合拢。可伴有流泪、面部发紧、偏头痛、体倦怠、额纹消失、眼部肿等。

2. 体征

（1）皱眉动作丧失，鼓腮及笑时面部偏歪，口裂不能合拢。

（2）常见患侧脸板质地变硬；大皱眉肌、鼻肌、上提唇肌、颧肌、咬肌、口轮匝肌、降口角肌、降下唇肌、二腹肌后腹等肌筋呈结块状，触捏疼痛显著。

（三）治疗方法

（1）理筋手法治疗：充分运用指合力的作用和功能，在患者额部做揉抹、揉捏的理筋治疗。将脸板提捏，并做轻轻的轮转性按摩，令脸板由硬结变柔软；然后将弓钳手的拇指指腹置于攒竹穴至眼眶内上角的大皱眉所处的部位，施以切拨的理筋手法；顺将施治手法延向眉心、眼眶上缘、眼眉外梢，对小皱眉肌、颧肌、耳肌分别施以切按、切拨及切揉的理筋手法治疗；对眼与鼻骨间沟运用拇指指尖作为施治工具，从目内眦至迎香之间的鼻骨与泪骨间沟，施以切按手法治疗；对颧肌、提上唇肌、降口角肌等可提捏的小肌，尽可能采用提捏捻转手法施治；对咬肌、二腹肌用切按法及切拨法揉筋施治，使这些肌筋获得筋舒络活，有利于麻痹部位的恢复。

（2）针刺疗法：针对上述的筋结部位，运用毫针分次做筋结病灶针刺治疗。重点刺治穴位是二腹肌的二腹筋结点、咬肌的颊车点、提上唇肌的上唇筋结点、降口角肌的下唇筋结点。

（3）拔罐治疗：对接受拔火罐治疗的患者，可分别在眉上额部、颧部及颊部施以拔火罐治疗。部分合并颈肩不适而查有伤筋者，在颈后侧、肩背部等处亦拔火罐治疗。

第二节　肩颈部病症的治疗

一、急性斜颈（落枕）

（一）概述

急性斜颈是指因突发性颈部一侧肌肉疼痛而致头颈部活动受限，颈部被动向一侧倾斜，或呈屈曲位或后伸位，俗称落枕。发病多因睡眠时枕头高低不适，姿势不良，致使胸锁乳突肌、肩胛提肌、斜方肌在较长时间内处于过度伸展的状态，或加上感受风寒，致肌肉痉挛，局部血液运转不畅，代谢产物滞留、刺激又加重了肌肉痉挛，致使症状加重。也有的是由于肌肉痉挛牵扯颈椎环枢关节或小关节发生轻度位移所致。

（二）症状和体征

1. 主要临床症状

一般表现为起床后感觉颈后部、上背部疼痛不适、颈僵、活动受限，以一侧为多见。由于身体由平躺改为直立，颈部肌群力量改变，可引起进行性加重，甚至累及肩部及胸背部。

2. 体征

（1）颈部僵硬，多呈不同程度的耸肩、缩颈、头略向对侧仰转，姿态生硬板滞。头颈各向活动有不同程度的受限，转头困难，需以伴随转身才能转头。全身动作缓拙不协调，给人以生硬、呆板之感。

（2）颈部肌肉紧、僵硬，风池穴有压痛点。特别是患侧的斜方肌、肩胛提肌甚至胸锁乳突肌均明显地胀厚、紧张或僵硬、压痛、痉挛，并形成各种病灶点。

（三）治疗方法

该病的施治贯彻局部与整体相结合及分型辨证施治的治疗原则，运用综合疗法手段施治。具体的施治方法如下。

（1）理筋手法治疗：在患侧颈、肩、背部查明经筋病灶的分布范围，准确定位后，用揉拨法、抓拿法、弓钳手法等进行治疗，使筋结病灶得以初步松解，疼痛得以缓解。

（2）针刺疗法：在理筋手法治疗的基础上，对一些固结难解的筋结病灶联合应用针刺疗法，分次给予固灶行针点刺治疗，视病灶及患者承受的情况，分别给予适当的治疗量。

（3）拔罐治疗：经过理筋手法和针刺疗法治疗后，在颈肩背拔火罐，以驱风散寒，使机体功能获得平衡，全身舒适。

二、肩胛提肌劳伤

（一）概述

肩胛提肌劳伤是指由于劳作的需要，或因上肢突然过度后伸，造成该处肌肉的急性损伤及慢性劳损，引起肩颈部疼痛或颈侧上部呈酸胀性疲乏困倦，并有重压感。肩胛提肌劳伤临床上颇为常见，但易被忽视，一般都诊断为颈部损伤、肩胛疼痛等，使该病久治不愈。

（二）症状和体征

1. 主要临床症状

多表现为颈侧上部呈酸胀性疲乏困倦，并有重压感。肩胛上区不适，多于劳累、外感受凉时症状加重，颈部不适，伸侧颈部，感觉局部僵紧。

2. 体征

经筋摸结诊查，可查到筋结。

（1）在上颈侧，自乳突后下方起延至颈椎横突外缘，触到贴紧性的索样筋结。

（2）在肩胛内上角可触及粗糙状的筋结点，患者异常敏感，切按则剧痛。

（3）在下颈肌外侧束，细查可查到索样筋结。

（三）治疗方法

对该病的治疗采用综合理筋法，对肩胛提肌慢性劳损具有施治直达病所、起效迅速、疗效显著的功效。手法及针刺治疗，皆以肩胛提肌肌筋的起始点及终止点为治疗重点。具体的施治方法如下。

（1）理筋手法治疗：探索到肌群中的结索样物后，先运用弓钳手的指合力，以大拇指指尖置于颈外侧肩胛提肌起始部形成的索样筋结面上，呈垂直切角，以切按、切拨的手法施治；再由内向外，对僵紧的肌腹做徐缓性的捏治；最后将拇指指尖置于肩胛内上角内侧，以弹拨法及切拨法对肩胛提肌终止点附着的筋膜施行治疗。该点的敏感性较强，宜运用较轻的手法，以免产生严重的后遗感。

（2）针刺疗法：在理筋手法治疗的基础上，联合应用针刺疗法，常于左、右肩胛提肌尽筋上及该肌行程中段各施以刺治一针。

（3）拔罐治疗：经过理筋手法和针刺疗法治疗后，对一些比较严重的患者，还可以在所针刺穴位的皮肤表面或背部华佗夹脊穴再施以拔火罐治疗，以增加治疗量，缩短病程，促使疾病转归，减轻患者疾苦。

三、冈上肌综合征

（一）概述

冈上肌综合征是指冈上肌劳损发生后，呈现与该肌功能障碍或病变的系列临床表现，如肩颈疼痛、患肢肩部外展一定弧度时功能受限等。

该病好发于中青年以上的体力劳动者、家庭妇女、部队官兵、运动员、搬运工等。多因冈上肌受到超阈限的承受力，或过长时间的重物挤压，导致血络的气血濡养失常或肌纤维受牵拉性致伤，该肌筋的病态即形成。冈上肌因其位于颈臂连接之间，起臂颈桥梁作用，因此冈上肌综合征实际上属于颈臂综合征的一部分。

（二）症状和体征

1. 主要临床症状

（1）疼痛以肩峰大结节处为主，并可向颈、肩和上肢放射，肩外展时疼痛尤甚。

（2）肩关节活动受限，以肩关节外展至60°~120°时引起明显疼痛为主要的临床特征。

2. 体征

（1）在冈上肌抵止点的大结节处常有压痛，并随肱骨头的旋转而移动。

（2）冈上窝肌筋的中部可触及表链样的索样物，居于冈上窝肌筋的中部并向外端伸延，至冈上缘同锁骨合拢处时难以触及。

（3）在肱骨大结节上部冈上肌的抵止点可触查到局限性的筋结颗粒。

（4）累及性损伤肌筋的检查：常见肩胛提肌、冈下肌、三角肌、喙肱肌和胸小肌等合并累及性受损，出现这些肌筋相应的病理性结筋病灶。

（三）治疗方法

经筋疗法对冈上肌综合征的治疗以舒筋解结、疏通经络、调节筋肉气血畅通为原则。针对冈上肌病态形成筋结而阻滞经络，以手法、针刺、拔火罐及辅助治疗的综合疗法施治。具体的施治方法如下。

（1）理筋手法治疗：将冈上肌及其受损累及的颈、肩、臂、肘肌筋做广泛性的全面舒筋治疗，令肌筋初步松解，血脉运行畅通。

（2）针刺疗法：在理筋手法的基础上，分别于冈上肌索样结灶的中段及外侧末段做针刺消灶法的刺治，针刺的深浅度以针尖刺达结索样物的筋膜层即可。同时左手以拇指与其他四指的指合力将结索病灶做旋转式转动，让针尖完成对圆索物做圆周性的点刺治疗。这一刺治法称为冈上肌病灶两段圆周点刺施治法。对冈上肌的抵止点，以左手大拇指指尖于肱骨大结节的上端做切按固灶，右手持针做直入直出的刺治。

（3）拔罐治疗：经过理筋手法和针刺疗法治疗后，在肩、颈、臂施以拔火罐治疗。

四、冈下肌综合征

（一）概述

冈下肌综合征是指冈下肌劳损发生后，呈现与该肌功能障碍或病变的系列临床表现，通常由沿着肩胛冈和肩胛骨内侧缘的激发点引起上臂外侧疼痛，患肢上臂外旋转一定弧度时功能受限等。除其所在部位疼痛外，病情往往波及侧颈部及头部，常产生电击样疼痛，并向小指传递。冈下肌综合征实际上是颈肩综合征的组成部分。

（二）症状和体征

1. 主要临床症状

冈下肌劳伤时，肩背部和上臂酸胀不适、疼痛，肩部内收外展及旋转活动受限。

2. 体征

（1）冈下肌局部、肱骨大结节处有压痛。

（2）常于肩胛骨后侧、冈下窝触及块状或条索状物，质地坚结，于冈下窝向肩胛外上部伸延。

（3）将诊查的方位向上伸延做诊查，可查到冈上窝筋区、颈后侧筋区，常见冈上肌、肩胛提肌合并不同程度劳损的阳性体征；向上肢伸延做诊查，常见三角肌后侧、肱三头肌及肘外侧的肘肌、尺侧腕伸肌、小指伸肌呈现累及性劳伤。

（三）治疗方法

（1）理筋手法治疗：做循经手法的理筋舒筋治疗。采用揉拨法、推拨法、弓钳手法等进行治疗。

（2）针刺疗法：在理筋手法治疗的基础上，对冈下肌的筋结病灶点以固灶行针点刺法施加针刺治疗，视病灶及患者承受的情况，分别给予适当的治疗量。一般针刺2~3个筋结病灶穴位，直入直出，不留针。刺治的重点目标是筋结病灶中最硬结的病灶点，即遵行中医经典所指出的"坚紧者，破而散之，气下乃止"的治疗经验。

（3）拔罐治疗：经过理筋手法和针刺疗法治疗后，对一些比较严重的患者，可在刺治部位的皮肤表面再施以拔火罐治疗，以增强治疗效应。

五、颈 椎 病

（一）概述

颈椎病又称颈椎综合征、颈椎症，壮医称为"活邀尹"，属"发旺"病范畴，是颈椎骨关节炎、增生性颈椎炎、颈神经根综合征、颈椎间盘脱出症的总称，是一种以退行性病理改变为基础的疾患。主要是由于颈椎长期劳损、骨质增生或椎间盘脱出、韧带增厚，致使颈椎脊髓、神经根或椎动脉受压，出现一系列功能障碍的临床综合征。该病是一种常见病，好发于40~60岁，多由于长期从事低头伏案工作、垫高枕睡觉或因风寒湿邪乘虚侵入，导致慢性积累损伤而致病；年轻患者多因颈部直接或间接急性损伤而引起。

壮医认为，肌筋硬结、关节失稳、外感风寒是导致颈椎病的重要原因。从现代解剖及临床来看，当肩胛提肌、斜方肌和菱形肌等肌群超阈限牵拉发生损伤，即形成筋结点（又称病灶）。颈椎病各类型都可在颈、肩、背的肌筋起止点查到筋性病灶。若椎体骨赘形成，压迫神经根或脊髓，导致出现一系列的临床症状和体征，也可配合经筋查灶来确定压迫部位。颈椎病各类型均可从筋论治。颈椎病可分为颈型颈椎病、神经根型颈椎病、脊髓型颈椎病、椎动脉型颈椎病、交感神经型颈椎病等。

（二）症状和体征

1. 颈型颈椎病

（1）主要临床症状

颈型颈椎病的临床症状突出表现为颈部疼痛，疼痛呈持续性酸痛或钻痛，头颈部呈强迫体位，活动或受寒时加重，疼痛部位可累及颈项部、肩背上部，严重者可涉及头后部和上肢，但无根性的区域放射性痛，患者常伴有颈部僵硬感。

（2）体征

患侧颈部肌肉紧张，活动受限；经筋查灶时，在胸锁乳头肌后缘、乳突后下方、第三至第六颈椎横突点、斜方肌、肩胛提肌起止点、肌筋膜等部位有明显压痛的筋结点或条索状硬结；诊查无神经功能障碍的体征。

2. 神经根型颈椎病

（1）主要临床症状

神经根型颈椎病的临床突出表现为颈部脊神经根性疼痛，呈钻痛或刀割样痛，也可以是持续性隐痛或酸痛。疼痛向肩、臂、前臂乃至手指放射，多局限于一侧。当上肢伸展以及颈部过屈、过伸时，均可诱发或加剧疼痛，部分患者伴有一侧上肢沉重无力或手指麻木萎缩。

（2）体征

经筋查灶可见颈椎第四至第七各横突尖部有明显的筋性病灶，触压时疼痛向肩、臂放射，受压神经支配区域的皮肤感觉减退、肌力减弱、腱反射异常、臂丛神经牵拉试验呈阳性、椎间孔压缩试验呈阳性。

3. 椎动脉型颈椎病

（1）主要临床症状

椎动脉型颈椎病的临床表现以头痛、眩晕、视觉障碍等为主症，特点是头痛呈发作性的跳痛，多局限于一侧颈枕部或枕顶部，有时可向眼眶区和鼻根部放射，多发于晨起或转动头颈部后加重。呈发作性眩晕，常因变换体位、头部过度旋转、屈伸时加重。视觉障碍主要表现为发作性视力减弱，出现闪光、暗点、复视等。

（2）体征

经筋查灶可见颈后棘突有压痛，在颈部乳突椎动脉点（相当于安眠穴）和胸锁乳突肌中点后缘下方查到明显的筋结病灶点，触压可引发显著的疼痛和异感，位置性眩晕试验呈阳性。

4. 交感神经型颈椎病

（1）主要临床症状

交感神经型颈椎病的临床表现为头晕、眼花、耳鸣、手麻、心动过速、心前区疼痛等一系列交感神经症状，疼痛为酸痛、压迫性痛或灼性痛等交感神经痛的特点；有时出现枕部痛、头沉、胸闷、肢凉、体肤温低或手足发热、四肢酸胀、血压改变、心脏异常等症状，个别患者出现听觉或视觉的异常。

（2）体征

经筋查灶可见颈椎棘突或患侧肩胛骨内上角部常有筋结病灶点，颈中交感神经节处（相当于胸锁乳头肌中段后下点）、乳突点、风池穴点、肩关节周围筋结点等伴有肌肉痉挛、强直反应。

5. 脊髓型颈椎病

（1）主要临床症状

脊髓型颈椎病的临床表现为双下肢麻木、发冷、疼痛、乏力、步态不稳，严重者可致瘫，个别出现尿急或排便无力。

（2）体征

表现为颈椎间盘退变本身及其继发性的一系列病理改变，如椎节失稳、松动，髓核突出或脱出，骨刺形成。

脊髓型颈椎病采用壮医经筋疗法效果不佳，建议尽早手术治疗。

（三）治疗方法

（1）理筋手法治疗：先用滚法在肩背上部松筋3~5遍，继而用肘部软（前臂内侧）、硬（前臂外侧）、尖（鹰嘴）、钝（肱骨内上髁）4个部位分别在斜方肌、肩胛提肌、菱形肌、冈上肌等处，用点、按、推、揉、弹拨、拍打等理筋手法，重点对上述肌群的起止点、交叉点、应力点所形成的筋结病灶进行松筋解结，手法由轻到重，刚柔相济，以局部充血松软为度。再用捏拿法和弹拨法在颈项两侧横突点、后棘突、胸锁乳头肌、颈斜角肌、臂丛神经等进行全面松筋解结，使颈三角（即由肩胛提肌、颈斜角肌、胸锁乳头肌构成的三角区）达到动态平衡。最后点按天宗穴、拿提肩井穴，结束手法。

（2）针刺疗法：在理筋手法治疗的基础上，对一些固结难解的筋结病灶联合应用针刺疗法，分次给予固灶行针点刺治疗，视病灶及患者承受的情况，分别给予适当的治疗量。

（3）拔罐治疗：经过理筋手法和针刺疗法治疗后，对一些比较严重的患者，还可以在所针刺穴位的皮肤表面或背部华佗夹脊穴再施以拔火罐治疗，以增加治疗量，缩短病程，促使疾病转归，减轻患者疾苦。

六、颈肩综合征

（一）概述

颈肩综合征是以颈椎退行性病变为基础（椎间盘突出、骨质增生等），引起颈肩部酸麻、胀痛的症状，或臂肘的肌筋并联发生酸麻、痹痛、乏力感，或功能障碍、活动受限等临床表现的病症。

颈肩综合征的发展大致分为三个阶段。早期表现为长时间紧张工作后头晕、颈肩部劳累，此时只要注意进行适当的体育活动并放松，或做短暂的局部治疗，便可恢复。若早期症状没被注意，使病变进入中期，就会出现颈肩部肌肉群痉挛、颈部发僵、两上肢酸麻胀痛等症状，此时颈椎已发生退行性改变，但仍在可逆阶段，规范治疗可防止退行性病变的发展。若忽略了中期治疗，使病变进入后期，骨质增生密度增高，椎间盘突出的髓核机化，椎管变狭窄，将使治疗难度增大。

（二）症状和体征

1. 主要临床症状

（1）颈部肌筋僵紧，强行活动颈部时肩肘的病情加重。

（2）由肩至小指端出现特殊的异常感觉，上肢发麻；部分病例可出现上肢轻度震颤。

2. 体征

（1）肩、手部肌肉萎缩，肌力下降，肩、手功能障碍，肩部有压痛。

（2）颈侧胸锁乳突肌中段后侧深层可查到肌筋的硬结病灶，触压疼痛异常。

（3）上胸锁骨中线第二肋骨表面可查到颗粒形病灶。

（4）肩胛提肌起始段（颈椎第二至第四横突）、沿途及终末附着点（肩胛内上角）多呈硬结块状及索样变化。

（三）治疗方法

（1）理筋手法治疗：对颈、肩、臂、肘的筋结分别施以解结及解锁的理筋手法，使筋结的紧张状态全面松解，患者获得显著的舒适感，肢体活动功能明显改善。

（2）针刺疗法：在理筋手法治疗的基础上，分别对颈、肩、臂、肘的筋结病灶联合应用针刺疗法，分次给予固灶行针点刺治疗，视病灶及患者承受的情况，分别给予适当的治疗量。

（3）拔罐治疗：经过理筋手法和针刺疗法治疗后，对一些比较严重的患者，还可以在所针刺穴位的皮肤表面或肩、背部华佗夹脊穴再施以拔火罐治疗，以增加治疗量，缩短病程，促使疾病转归，减轻患者疾苦。

七、网球肘（肱骨外上髁炎）

（一）概述

网球肘是由于各种急、慢性损伤造成肱骨外上髁周围软组织的无菌性炎症，又称肱骨外上髁炎、肱桡关节外侧滑囊炎等。多见于长期、持续做肘腕关节负重屈伸运动者，男女均见，以受力多的一侧易患该病。

（二）症状和体征

1. 主要临床症状

（1）起病情况：起病缓慢，起病后患者感觉肱骨外上髁及肱桡关节附近酸痛，肘关节不肿，外观无畸形，屈伸活动自如，手的握力减弱，前臂感觉无力。

（2）疼痛：尤其在前臂旋转、腕关节主动背伸以及提、拉、端、推等动作时疼痛更甚，并向臂部及前臂远端放散。如果用力操作或劳动时间过长，疼痛会明显加重，严重时手中握持的物品会不由自主地掉落。

2. 体征

（1）压痛：在肱骨外上髁上方、肱骨外上髁、桡骨头、桡侧腕伸肌上部均可有明显的压痛。

（2）肌萎缩：肱骨外上髁处一般不肿胀或肿胀不明显，较重时可有微热，严重时可有明显高突或出现夜间疼痛，病史长者可在外上髁处出现肌萎缩。

（3）网球肘试验呈阳性：前臂旋后并伸直肘关节时无疼痛，但前臂旋前将腕关节屈曲后再伸直肘关节时（由于桡侧腕伸肌张力增大），可引起肱骨外上髁处疼痛，即为阳性。

（三）治疗方法

（1）理筋手法治疗：对肱桡肌及桡侧腕长伸肌分别施以揉筋、缓筋治疗，使筋结状态舒缓，血脉疏通。

（2）针刺疗法：在理筋手法治疗的基础上，分别在肱骨外上髁的外侧及桡侧腕长伸肌的尽筋头，以固灶行针点刺法，施治一针，直入直出，再在肱肌、桡侧腕长伸肌的近端筋结点各施治一针。

（3）拔罐治疗：经过理筋手法和针刺疗法治疗后，对一些比较严重的患者，还可以在肘部的外侧及前侧分别施以拔火罐治疗。

八、肋端综合征

（一）概述

肋端综合征指胸廓局部伤筋导致胸闷不适、隐痛等系列症状，患者常出现"四自感"，即胃气上逆感、胸闷气促感、阵发心悸感及咽喉异物感的综合征。

（二）症状和体征

1. 主要临床症状

（1）胸闷：隐蔽性的胸廓伤筋可致患者自觉胸部发生不同程度的症状表现，常见症状为胸闷不适、隐痛。病情与工作劳累及气候变化关系密切。病情发作期间，患者多伴有情绪忧郁、失眠多梦等。

（2）"四自感"：胃气上逆感、胸闷气促感、阵发心悸感及咽喉异物感。

2. 体征

（1）痛性结节：常发生于胸锁关节、胸肋关节、肋骨的硬骨与软骨的衔接处，可触查到局部粗糙、增厚的结节或痛性小结。胸肋关节的病灶以第一和第二肋关节的发病率最高，其向下依次递减。硬、软肋的衔接处可触查到表面筋膜增粗、增厚，触压疼痛异常，少数病例可察觉微弱的骨摩擦音。

（2）筋性病灶：常见好发于锁骨下肌、胸大肌及肋小肌的尽筋头、腹直肌的胸廓附着点及其下降与肋弓形成的交角点。

（三）治疗方法

（1）理筋手法治疗：在胸部、腹部的胸锁关节、胸肋关节、腹直肌的胸廓附着点等部位施以理筋手法。在以灶为腧原则的指导下，采用切拨法、切按法、揉抹法等进行治疗，使筋结病灶得以初步松解，疼痛得以缓解。

（2）针刺疗法：在理筋手法治疗的基础上，对一些固结难解的筋结病灶联合应用针刺疗法，分次给予固灶行针点刺治疗，视病灶及患者承受的情况，分别给予适当的治疗量。

（3）拔罐治疗：经过理筋手法和针刺疗法治疗后，对一些比较严重的患者，还可以在所针刺穴位的皮肤表面再施以拔火罐治疗，以增加治疗量，缩短病程，促使疾病转归，减轻患者疾苦。

九、筋性瘀积隐形胸痛

（一）概述

筋性瘀积隐形胸痛是指肌筋挫伤形成陈旧性瘀积导致的病症。临床表现多为胸部闷痛，酷似隐性冠心痛，多由劳累、天气闷热、受凉等诱发。筋性瘀积隐性胸痛是临床常见的筋性疾患之一。由于创伤部位不同，临床上表现的症状具有较大的差异，一般以创伤位置的病症反复出现为基本特征。人们对此病情比较注重，但由于牵涉性反应、位置覆盖重叠关系以及某些未全明了的机体反应性变异等，其具有临床探索意义。

（二）症状和体征

1. 主要临床症状

（1）创伤性陈旧性瘀积胸痛其疼痛性质为闷痛，酷似隐性冠心痛，但对循环系的反复查验并未发现异常。

（2）病情多由劳累、天气闷热、受凉等诱发，故发作不定时，发作历时长短不定，自我按摩胸廓可使症状缓解。

2. 体征

经筋摸结诊查，可在胸廓部肌肉各层查到陈旧性病灶结节，有压痛。

（三）治疗方法

经筋疗法治疗筋性瘀积隐形胸痛具有病灶能够查明、施治直达病所、疗效确切、达到根治目的等优点。临床上对遗忘胸部轻度挫伤病史、慢性胸部肌筋劳伤及不明原因性胸痛的疾苦具有独特的疗效。具体的施治方法如下。

（1）理筋手法治疗：在胸部施以理筋手法。在以灶为腧原则的指导下，以弓钳手法，采用切拨、揉按、擦疗等进行治疗，使筋结病灶得以初步松解，疼痛得以缓解。

（2）针刺疗法：在理筋手法治疗的基础上，对一些固结难解的筋结病灶联合应用针刺疗法，分次给予固灶行针点刺治疗。针刺消灶时宜切实将瘀积病灶固定于骨质的表面上刺治，切忌刺入胸腔。

（3）拔罐治疗：经过理筋手法和针刺疗法治疗后，对一些比较严重的患者，还可以在所针刺穴位的皮肤表面再施以拔火罐治疗。宜选择运用吸附负荷小的工具，以增加治疗量，缩短病程，促使疾病转归，减轻患者疾苦。

十、筋性梅核气

（一）概述

梅核气是指以咽喉有异常感觉但不影响进食为特征的病症。如梅核塞于咽喉，咯之不出，吞之不下，以时发时止为特征。该病多发于壮年，以女性居多。

（二）症状和体征

1. 主要临床症状

咽喉中如有异物梗塞，咯之不出，吞之不下，精神抑郁，胸部闷塞，胁肋胀满。

2. 体征

分别做颈、胸、腹的查筋诊查，可查到相应的筋结阳性病灶。触及病灶时，梅核气的症状具有联系性的触发，以致患者不可耐受。

（1）颈组：主要见于胸骨舌骨肌的筋结形成。

（2）上胸组：主要见于上胸锁骨下肌及胸骨肌筋的伤筋。

（3）腹部组：多见于腹缓筋（即腹部的深筋）。

（三）治疗方法

经筋疗法对筋性梅核气治疗有起效快、不易复发等优点。具体的施治方法如下。

（1）理筋手法治疗：首先查明筋结病灶的分布部位，然后贯彻以灶为腧的原则，施以理筋手法初步消灶。

（2）针刺疗法：在理筋手法治疗的基础上，对一些固结难解的筋结病灶联合应用针刺疗法，分次给予固灶行针点刺治疗，视病灶及患者承受的情况，分别给予适当的治疗量。

（3）拔罐治疗：经过理筋手法和针刺疗法治疗后，对一些比较严重的患者，还可以在所针刺穴位的皮肤表面再施以拔火罐治疗，以增加治疗量，缩短病程，促使疾病转归，减轻患者疾苦。

十一、筋性类冠心病

（一）概述

筋性类冠心病指心脏无器质性病变，出现如胸骨左缘疼痛、胸部压迫感、呼吸紧迫感、心悸、全身倦怠等症状的病症。临床上只有冠心病症状表现，而循环系的各种检查未发现异常。

（二）症状和体征

1. 主要临床症状

多表现为胸骨左缘疼痛、胸部压迫感、呼吸紧迫感、心悸、全身倦怠等疼痛不适。

2. 体征

经筋摸结诊查，可查到隐性的阳性筋结点。

（1）胸前区的筋结病灶点处在左胸第五胸肋关节的胸骨左缘起始，而后呈索样向肋骨表面跨越，形成反逗点的形状，紧贴于胸骨边缘与肋骨下缘，大小如蒜瓣，质地硬结，难以移动。

（2）背胸的病灶点多见于背胸第五胸肋关节后正中线左旁开三寸的胸段髂肋肌肌质或其筋膜之内，呈颗粒状或小索样，质地坚实。

（3）因为患者的反应不同，其反应点多不固定，常于头部的眶颞筋区或颈肩筋区查及，少数病例于腹腰筋区查及，称为筋性类冠心病伴随病灶点。伴随病灶点多于伴随症状出现的相应部位查出。

（三）治疗方法

（1）理筋手法治疗：在胸、背部施以理筋手法。在以灶为腧原则的指导下，以弓钳手法，采用切拨法、切按法、揉抹法等进行治疗，使筋结病灶得以初步松解，疼痛得以缓解。

（2）针刺疗法：在理筋手法治疗的基础上，对一些固结难解的筋结病灶联合应用针刺疗法，分次给予固灶行针点刺治疗，视病灶及患者承受的情况，分别给予适当的治疗量。

（3）拔罐治疗：经过理筋手法和针刺疗法治疗后，对一些比较严重的患者，还可以在所针刺穴位的皮肤表面或背部华佗夹脊穴再施以拔火罐治疗，以增加治疗量，缩短病程，促使疾病转归，减轻患者疾苦。

第三节　腹部病症的治疗

一、筋性类肝病

（一）概述

筋性类肝病表现为右胸胁闷胀、隐痛及肝区不适等，酷似肝脏实质性病变的临床症状，但肝胆的各种检查并未发现异常。筋性类肝病好发于中医称为肝郁体质的女性，剧烈运动职业者如体育运动员、部队官兵、工人、农民，以及强迫性劳动体位者，病情多为缓慢形成。

（二）症状和体征

1. 主要临床症状

临床以肝区隐痛为突出表现，时轻时重，劳累、气候骤变、情绪抑郁等时病情加重。

2. 体征

（1）常见筋结病灶好发于右胸锁骨中线的肋弓表面及第七和第八肋腹外斜肌附着于该两肋的肋骨面上，触查到小者如黄豆粒、粗者如粟米样的筋性硬结点，触压疼痛异常，穿刺其内可有瘀血溢出。

（2）腋前线胁下的肋骨之间常可触及索样筋结。

（三）治疗方法

（1）理筋手法治疗：在右胸、腹部施以理筋手法。在以灶为腧原则的指导下，以弓钳手法，采用切拨法、切按法、揉抹法等进行治疗，使筋结病灶得以初步松解，疼痛得以缓解。

（2）针刺疗法：在理筋手法治疗的基础上，对一些固结难解的筋结病灶联合应用针刺疗法，分次给予固灶行针点刺治疗，不予留针，视病灶及患者承受情况，分别给予适当的治疗量。

（3）拔罐治疗：经过理筋手法和针刺疗法治疗后，对一些比较严重的患者，还可以在所针刺穴位的皮肤表面或胸部再施以拔火罐治疗，以增加治疗量，缩短病程，促使疾病转归，减轻患者疾苦。

二、筋性类肾绞痛症

（一）概述

筋性病变发生于腰肾区的症状表现与肾绞痛有类似的病症，称为筋性类肾绞痛症。该病好发于青壮年男性，多发于腰部肌筋劳损的基础上，在夏季夜卧于地板、潮湿环境，受寒及湿气所伤，导致肌筋湿滞、经络阻闭，产生不通则痛的临床症状。

（二）症状和体征

1. 主要临床症状

除了绞痛的程度、性质及表现与真性的肾绞痛无绝对的区别以外，还伴随有尿意感、反射性牵拉至阴部不适等，但其泌尿系的各种检查并未发现异常。

2. 体征

经筋摸结诊查，可查到隐性的阳性筋结点。

（1）在竖脊肌腰段肾区附近可查到索样硬结，细致循探时可触到块状、颗粒状的筋结点，具有特殊的敏感性及传导性。

（2）诊查腹部缓筋（即腹部深筋）、侧腰点、左脐下外侧点及腹股沟点等，呈结块状态，触感异常，可有传导至阴部的特殊感应。

（三）治疗方法

以腰筋区、腹筋区（含少腹）为主要的检查部位。

（1）理筋手法治疗：应用一般手法对患者的背、腰及下肢施以较大范围的舒筋活络，有利于病灶的充分暴露；对固结的病灶，以点穴疗法施治，使之进一步松解。

（2）针刺疗法：在理筋手法治疗的基础上，针对腰筋区的筋结点，以固灶行针法施以局部的刺治，直入直出，不留针。一般刺治2个病灶点即可。

（3）拔罐治疗：经过理筋手法和针刺疗法治疗后，对一些比较严重的患者，还可以在腰部针刺后的病灶皮肤表面再施以拔火罐治疗，以增加治疗量，缩短病程，促使疾病转归，减轻患者疾苦。

三、筋性类胃脘痛

（一）概述

胃脘痛又称胃痛，是临床上常见的一种症状，是指上腹部近心窝处常发生反复性疼痛为主的病症。

壮医认为，人体体表的筋肉与脏腑有非常密切的关系。从胃脘部区域的疼痛来看，该区的病变应存在三种病症情况，一是胃及十二指肠病变的体表反应，二是胃和十二指肠病变和体表肌筋病变并存，三是筋性类胃脘痛。筋性类胃脘痛所表现出的筋肉病症，是诸多筋性病变中类似脏腑病症表现的特殊病症之一。

（二）症状和体征

1. 主要临床症状

筋性类胃脘痛是以筋肉病变为主的病症表现，故其胃脘之痛具有筋性特点。

（1）疼痛：胃脘区域的疼痛发作多在上腹部受牵张时症状明显。例如，患者做平卧的伸腿动作或突然起床的收腹动作、劳动中的收腹动作时，会导致胃脘区、肋弓下区的疼痛出现或加重。

（2）胃脘部不适感：胃脘部的钝胀感乃至隐痛感，轻微的不适感及嗳气、消化功能降低等症状，多是在机体受凉、劳累、饮食失调时出现，大多是因腹部皮肤及肌筋病变影响内脏功能所致。

2. 体征

经筋摸结诊查，可查到隐性的阳性筋结点。

（1）在第五肋骨表面腹肌的附着点筋结点，采用垂直位诊查法，可诊查到附着点内缘产生豆样颗粒的痛性小结。

（2）在腹直肌内缘与肋弓成角交叉点，可触及膜性结节点，多由筋与骨强力牵拉性擦伤所形成。该点在患者做挺胸及收腹动作时，疼痛症状出现。

（3）中脘穴位点的病理性筋结点呈小索样，质地僵硬。令患者腹部放松，用弓钳手的拇指指尖做垂直位切拨法可查及。

（4）在右肋弓下第二道腱划线外侧点常可触及粟粒状筋结点。

（5）可在部分患者的歧骨尖点（剑突尖）触及局部粗糙样的病理性筋结点。

以上这些病理性筋结点，无论是筋性类胃脘痛病例还是胃十二指肠病变病例，一般皆可查到其阳性体征表现。故对这些病理性筋结点进行施治，能有效治疗筋性类胃脘痛、胃及十二指肠溃疡、慢性胃炎、剑突综合征、肝（脾）曲综合征等疾病。

（三）治疗方法

该病的治疗贯彻整体调机与局部治疗同时并举的治疗原则。所谓整体调机，对该病来说就是通过综合理筋手段来消除影响机体功能失衡的因素。对本病做具体整体调节治疗，应从"胸气街"的机体节段调控机制入手，对背部与胸部尤其是华佗夹脊的肌筋，施以边查灶、边消灶的机能调整治疗。对胸膜局部的治疗关键在于查明筋结病灶的分布位置，为治疗提供准确的施治穴位，保证施治直达病所。具体的施治方法如下。

（1）理筋手法治疗：在胸、腹部施以理筋手法。在以灶为腧原则的指导下，以弓钳手法，采用切拨法、切按法、揉抹法等进行治疗，使筋结病灶得以初步松解，疼痛得以缓解。

（2）针刺疗法：在理筋手法治疗的基础上，对一些固结难解的筋结病灶联合应用针刺疗法，分次给予固灶行针点刺治疗，视病灶及患者承受的情况，分别给予适当的治疗量。一般的病例每次可针刺2~3个穴位。

（3）拔罐治疗：经过理筋手法和针刺疗法治疗后，对一些比较严重的患者，还可以在所针刺穴位的皮肤表面或背部华佗夹脊穴再施以拔火罐治疗，以增加治疗量，促使疾病转归，减轻患者疾苦。

四、颈胃综合征

（一）概述

颈胃综合征是颈椎骨赘刺激颈段交感神经机能亢进，同时反射导致胃交感神经机能增高而出现的颈胃病症候群。临床常见交感型颈椎病导致的发病，颈与胃的交感神经症状并存。

（二）症状和体征

1. 主要临床症状

多表现为颈项强痛、僵硬、疲软不适，常伴有头痛、头晕、眼胀耳鸣、心烦失眠等，同时出现咽喉异物感、胃脘胀痛，或伴灼热泛酸、恶心欲呕、嗳气频作等症状。

2. 体征

（1）分别做颈项及颈肩的肌筋查灶诊查时，常见头夹肌、头半棘肌、颈夹肌、颈最长肌、肩胛提肌、胸锁乳突肌及颈部的斜方肌等，以肌筋膜的牵张性增强为突出的临床表现，并从中可触及筋性结节或痛性小结。

（2）病变常累及冈上、冈下及项上线的肌筋，上背胸的竖脊肌及菱形肌也常见受累及性反应。

（3）前上胸的第二肋骨表面（中段）常可触及颗粒性的筋结病灶点。

（4）上腹部的浅层肌筋，常于腹直肌筋膜与肋弓形成的交角点及中脘点查及筋性结灶。

（三）治疗方法

经筋疗法治疗颈胃综合征的重点是以消灶解结的施治方法，使之筋舒而络活。重点在于治疗颈椎增生，以治颈而调胃，即治颈为本，治胃为标；颈腹兼治者，乃标本并治。经筋疗法治疗颈胃综合征具有起效快速、疗效巩固的长处。具体的施治方法如下。

（1）理筋手法治疗：在颈后侧及肩部、上背胸、腹部筋区施以理筋手法。在以灶为腧原则的指导下，以弓钳手法，采用切拨法、切按法、揉抹法等进行治疗，使筋结病灶得以初步松解，疼痛得以缓解。

（2）针刺疗法：在理筋手法治疗的基础上，对一些固结难解的筋结病灶联合应用针刺疗法，分次给予固灶行针点刺治疗，视病灶及患者承受的情况，分别给予适当的治疗量。一般的病例每次可针刺2~3个穴位。

（3）拔罐治疗：经过理筋手法和针刺疗法治疗后，对一些比较严重的患者，还可以在所针刺穴位的皮肤表面或颈背部华佗夹脊穴再施以拔火罐治疗，以增加治疗量，缩短病程，促使疾病转归，减轻患者疾苦。

五、筋性腹痛

（一）概述

筋性腹痛是指腹部的肌筋病变所致的腹痛病症。从腹部的皮、肉、筋、脉等组织构体而言，筋虽然不属于一个独立的实质器官，但筋是腹部组织结构整体中的组成成分，脏器的病变对它会产生影响，筋肉本身也同样会发生病变，并对脏器产生不可避免的影响。因此，筋性病症的临床症状除了来自腹腔脏器病变，需加以识别外，识别腹部筋性疾病的临床表现是本小节陈述的主要内容。

（二）症状和体征

1. 主要临床症状

一般而言，筋性腹痛的疼痛与典型的腹腔脏器病变引起的疼痛性质有区别，同时缺乏脏器功能失常的主要症状表现以及有关检查的阳性体征。

（1）位置比较固定，多有定位反复发作病史。

（2）以钝痛性质表现为主，与气候骤变、劳作劳累关系密切，而与饮食无多大联系。

2. 体征

（1）可在疼痛部位触查到病态肌筋的阳性体征。医者触及筋性结灶时，与患者产生的异常感觉呈同步性反应。

（2）诊查腹部的筋性穴位即胸背向腹部斜行的斜线、以脐部为弧心的纵形穴位等，可查到筋结病灶点。

（三）治疗方法

（1）理筋手法治疗：对背腰华佗夹脊、腹部施以理筋手法。在以灶为腧原则的指导下，以弓钳手法，采用切拨法、切按法、揉抹法等进行治疗，使筋结病灶得以初步松解，疼痛得以缓解。

（2）针刺疗法：在理筋手法治疗的基础上，对一些固结难解的筋结病灶联合应用针刺疗法，分次给予固灶行针点刺治疗，视病灶及患者承受的情况，分别给予适当的治疗量。

（3）拔罐治疗：经过理筋手法和针刺疗法治疗后，对一些比较严重的患者，还可以在所针刺穴位的皮肤表面或背部华佗夹脊穴再施以拔火罐治疗，以增加治疗量，缩短病程，促使疾病转归，减轻患者疾苦。

六、溃 疡 病

（一）概述

溃疡病是胃溃疡和十二指肠溃疡的总称，是一种慢性常见病，治疗的难度较大。多发生于青壮年。主要症状是上腹部疼痛，无明显症状或出现隐匿症状，这种疼痛与饮食有关，常由饥饿、服药、食用酸性食物或饮料而诱发。疼痛可因进食、饮水、食用碱性食物而缓解。

（二）症状和体征

1. 主要临床症状

（1）位于剑突（心窝）下或上腹部中线周围，呈烧灼性、啮咬性或饥饿性的钝痛、胀痛或隐痛，有时仅局限于胸腔下部。疼痛发生后会持续半小时至3小时，一阵阵的疼痛时发时消。经过历时数周的间歇性疼痛后会出现一段短暂的无痛期。

（2）胃溃疡多在饭后半小时至2小时内发生疼痛。十二指肠溃疡则在饭后2~4小时开始疼痛，直至下次进食才能使疼痛缓解，且常于夜间发作。这种疼痛与饮食有关，常由饥饿、服药、食用酸性食物或饮料而诱发，可因进食、饮水、食用碱性食物（如苏打饼干）而缓解。

2. 体征

（1）活动时上腹部有局限性压痛，缓解期无明显体征。

（2）在腹壁的腹白线、半月线及右侧腹直肌腱划线的肌筋膜可查及索样的病灶。

（3）可在右腹直肌腱触及团块形或颗粒状的肌性挛缩结灶，位置在腹壁层。

（三）治疗方法

（1）理筋手法治疗：在腹部、背部施以理筋手法。在以灶为腧原则的指导下，以弓钳手法，采用切拨法、切按法、揉抹法等进行治疗，使筋结病灶得以初步松解，疼痛得以缓解。

（2）针刺疗法：在理筋手法的基础上，对一些固结难解的筋结病灶增加采用针刺疗法，分次给予固灶行针点刺治疗，视病灶及患者承受的情况，分别给予适当的治疗量。

（3）拔罐治疗：经过理筋手法和针刺疗法治疗后，对一些比较严重的患者，还可以在所针刺穴位的皮肤表面或背部华佗夹脊穴再施以拔火罐治疗，以增加治疗量，缩短病程，促使疾病转归，减轻患者疾苦。

七、输卵管结扎术后腹痛

（一）概述

输卵管结扎术后腹痛是指患者施行输卵管结扎术后出现两侧小腹或小腹手术切口疼痛，在晚上及经前期或精神受刺激后加重。据有关报道，该病主要由感染、输卵管粘连及水肿等引起，与手术的质量及患者情绪关系密切。

（二）症状和体征

1. 主要临床症状

间歇性或持续性腹部疼痛，伴有恶心、呕吐、头晕、腰痛、四肢乏力、手脚发凉、麻木，甚至腰痛腰酸、情绪异常，也有的出现月经失调、失眠、健忘等症状。

2. 体征

（1）在腹部近手术切口处的皮下可触及小颗粒状的结节，痛性小结呈散发性，敏感度较高，切拨时呈疼痛性的异常反应。

（2）下腹"五皱襞"呈索样性筋结反应，弹拨时疼痛难忍。

（3）脐外下左侧的深筋呈结块样表现，揉拨时疼痛难忍。

（4）侧腹腹外斜肌中部常可查见筷形样结索，下延至腹股沟，向上深达肋弓，挛缩性疼痛明显。

（5）腹缓筋呈筋结反应。

（三）治疗方法

（1）理筋手法治疗：在腹筋区、骶腰筋区及臀腿筋区施以理筋手法。在以灶为腧原则的指导下，以弓钳手法，采用切拨法、切按法、揉抹法等进行治疗，使筋结病灶得以初步松解，疼痛得以缓解。

（2）针刺疗法：在理筋手法的基础上，对一些固结难解的筋结病灶增加采用针刺疗法，分次给予固灶行针点刺治疗，视病灶及患者承受的情况，分别给予适当的治疗量。

（3）拔罐治疗：经过理筋手法和针刺疗法治疗后，对一些比较严重的患者，还可以在所针刺穴位的皮肤表面或背部华佗夹脊穴再施以拔火罐治疗，以增加治疗量，缩短病程，促使疾病转归，减轻患者疾苦。

八、腰椎体骨质增生症

（一）概述

腰椎体骨质增生是指由于骨质增生致神经受压，患者出现腰部的酸、痛、累、麻木、活动障碍等症状，乃至累及臀腿等。

（二）症状和体征

1. 主要临床症状

（1）疼痛：以腰胀、腰酸、腰痛为主要临床症状表现。

（2）活动障碍：腰痛严重者累及臀腿，腰背强直或腰屈曲，转侧艰难。

2. 体征

（1）常见背脊、腰脊肌筋拘紧，形成索样变筋结状态。

（2）腰部侧位，臀上部的前、中、后三点，腰髂肋肌，腰方肌，腘窝部，足跟及足底等处，皆可查到肌筋的筋结表现。

（3）腹股沟的中外侧（股动脉外侧）可触及索样的阴经筋结。抬腿试验呈阳性。

（三）治疗方法

（1）理筋手法治疗：在背脊筋区、腰筋区、臀筋区、膝筋区、腘腨筋区施以理筋手法。在以灶为腧原则的指导下，以弓钳手法，采用切拨法、切按法、揉抹法等进行治疗，使筋结病灶得以初步松解，疼痛得以缓解。

（2）针刺疗法：在理筋手法治疗的基础上，对一些固结难解的筋结病灶增加采用针刺疗法，分次给予固灶行针点刺治疗，视病灶及患者承受的情况，分别给予适当的治疗量。

（3）拔罐治疗：经过理筋手法和针刺疗法治疗后，对一些比较严重的患者，还可以在所针刺穴位的皮肤表面或腰背部华佗夹脊穴再施以拔火罐治疗，以增加治疗量，缩短病程，促使疾病转归，减轻患者疾苦。

九、梨状肌损伤综合征

（一）概述

梨状肌损伤综合征是指由于各种原因所致臀部梨状肌部位肌肉紧张、痉挛、疼痛或放射下肢痛的病症。西医学认为一旦髋部在运动中发生闪、扭、或做跨越、负重下蹲及行走等动作，尤其是在下肢外展、外旋式蹲位变直立时，使梨状肌急剧拉长、过牵而损伤。损伤后梨状肌可有局部充血水肿，易压迫变异的坐骨神经，或变异的梨状肌及其肌腱损伤后易压迫坐骨神经周围的营养血管而出现坐骨神经受卡压症。

（二）症状和体征

1. 主要临床症状

（1）疼痛：疼痛轻重不一，可以是较轻的隐痛、酸胀、胀痛，也可以是剧烈的刀割样、烧灼样的刺痛或灼痛，疼痛可局限在梨状肌处（单纯损伤），也可沿坐骨神经走行放射至足部（综合征），疼痛严重时夜不能寐。

（2）功能活动受限：久站、久坐、下肢外展外旋运动（如叉腿下蹲）会加剧疼痛；睡卧时频繁择位，多选择健侧卧位，患肢在上，屈膝屈髋呈内收内旋位（骑被子）。

2. 体征

（1）压痛：在梨状肌肌腹处有明显的压痛点，并可触摸到紧张、痉挛的肌腹。

（2）经筋摸结诊查，可查到隐性的阳性筋结点。常见背三肌呈索样筋结、腰三角筋结，腹股沟及脐下外的缓筋呈结块病灶；臀三点的三肌呈现程度不等的结灶状态；大腿的股内外侧肌、小腿腨筋、胫腓肌筋及踝筋等呈多发性的肌筋累及性损伤。

（三）治疗方法

（1）理筋手法治疗：对腰、腹、臀、腿、踝、跖及足底等施以全面的理筋手法。重点对经筋固结病灶施以多维性手法解锁，如采用切拨法、切按法、揉抹法等进行治疗，使筋结病灶得以初步松解，疼痛得以缓解。

（2）针刺疗法：在理筋手法治疗的基础上，对腰筋区、臀筋点、腹股沟筋结点、大小腿筋结点或痛点施以分段性及病灶点的针刺治疗，皆以固灶行针法施治，视病灶及患者承受的情况，分别给予适当的治疗量。

（3）拔罐治疗：经过理筋手法和针刺疗法治疗后，对一些比较严重的患者，还可以在所针刺穴位的皮肤表面或腰腿部再施以拔火罐治疗，以增加治疗量，缩短病程，促使疾病转归，减轻患者疾苦。

第四节　腰部、下肢部病症的治疗

一、腰上三角肌筋劳损

（一）概述

腰上三角肌筋劳损指胸腰筋膜，胸部、腹部、背部肌肉交接形成的腰上三角肌筋（特别是肋腰关节处）的病变而导致的一系列疼痛病症，是腰肌劳损的一种常见类型。其病情隐匿而顽固，为临床上的难治病症之一。

（二）症状和体征

1. 主要临床症状

腰肾区疼痛反复发作，做有关检查可排除脏器病变、骨质损伤等。

2. 体征

经筋摸结诊查，可查到隐性的阳性筋结点。

（1）皮下筋膜形成微粒结灶，切拨时非常敏感，引起疼痛，通称为痛性小结。

（2）在腹外斜肌分布的区域，由腰上三角向侧腹斜行部位可查及细索样病灶，沿肌束方向循走，质地坚硬，切按适度时患者诉舒适感显著。

（3）位于腰部三角区的顶端可查及团块形病灶，小者如粟粒，粗者如雀卵，并无红热，皮色不变，质地坚实。

（三）治疗方法

采用经筋疗法对本病进行治疗，贯彻以灶为腧的施治原则。针对病灶所在的特殊部位，以固灶行针的施治方法为主，辅以拔火罐的三联疗法。固灶行针的绝对要求是将病灶紧压于骨质的表面施以直入直出的刺治，针尖可刺达骨膜，但禁止刺入胸腔。具体的施治方法如下。

（1）理筋手法治疗：在腰背部施以理筋手法。在以灶为腧原则的指导下，以弓钳手法，采用切拨法、切按法、揉抹法等进行治疗，使筋结病灶得以初步松解，疼痛得以缓解。

（2）针刺疗法：在理筋手法治疗的基础上，对一些固结难解的筋结病灶增加采用针刺疗法，分次给予固灶行针点刺治疗，视病灶及患者承受的情况，分别给予适当的治疗量。

（3）拔罐治疗：经过理筋手法和针刺疗法治疗后，对一些比较严重的患者，还可以在所针刺穴位的皮肤表面或背部华佗夹脊穴再施以拔火罐治疗，以增加治疗量，缩短病程，促使疾病转归，减轻患者疾苦。

二、第三腰椎横突—臀上皮神经综合征

（一）概述

第三腰椎横突—臀上皮神经综合征是指第三腰椎横棘突末端的经筋损伤，并发臀上皮神经症状的综合征候群，是腰腿痛的常见病症。该病的临床症状是腰与臀上部一并疼痛。该病与劳伤及气候变化有关，多认为是因第三腰椎横突生理过长、转侧活动强度较大时棘突末端经筋受损所致。

（二）症状和体征

1. 主要临床症状

（1）疼痛：腰痛或腰臀部疼痛，活动时加剧，部分患者有沿同侧竖脊肌（骶棘肌）向大腿的放射痛。或伴膝上痛，但少有超过膝关节向小腿的放射痛。少数表现股内侧痛或下腹痛，但无压痛。

（2）行动障碍：坐卧和行动困难，伸屈及转动腰部均不能，蹲下后起不来，睡觉不能翻身，多自取俯卧位，两下肢平伸。

2. 体征

（1）腰部肌筋紧张、痉挛、压痛，敏感度明显增高，第三腰椎横突末端筋性结灶点形成，触压呈现颗粒状结点，伴见索样物于其表面向上下伸展。

（2）臀上皮神经分布的区域有不同程度的压痛，压痛向腹侧、大腿外放射，常触查到筋性条索状物及颗粒状的筋性痛性小结。

（三）治疗方法

（1）理筋手法治疗：在腰腿部施以理筋手法。在以灶为腧原则的指导下，以弓钳手法，采用切拨法、切按法、揉抹法等进行治疗，手法由轻而重、由表及里，使筋结病灶得以初步松解，疼痛得以缓解。

（2）针刺疗法：在理筋手法治疗的基础上，针对第三腰椎横突的筋结点、固结难解的筋结病灶，增加采用针刺疗法，分次给予固灶行针点刺治疗，视病灶及患者承受的情况，分别给予适当的治疗量。一般的病例每次可针刺2~3个穴位。

（3）拔罐治疗：经过理筋手法和针刺疗法治疗后，对一些比较严重的患者，还可以在所针刺穴位的皮肤表面再施以拔火罐治疗，以增加治疗量，缩短病程，促使疾病转归，减轻患者疾苦。

三、腰肌劳损伴股外侧皮神经疼痛

（一）概述

腰肌劳损是指腰部肌筋慢性劳伤，发生腰酸、腰痛，腰部活动功能受限，大腿前外侧麻木、感觉减退，但腰痛并非因骨质性病变、脏器疾患所致。

（二）症状和体征

1. 主要临床症状

患者自觉一侧或双侧大腿前外侧有异样感觉，开始时有蚁行感，后逐渐麻木、灼痛、过敏或麻痹等。阵发性发作，面积逐渐增大，患者常诉不能忍受裤管的接触和摩擦。有时行走、坐、躺会增加不适感，站立时不能缓解。

2. 体征

经筋摸结诊查，可在腰大肌、髂前上棘的腹股沟韧带下、缝匠肌及阔筋膜张肌近端皮下有压痛或查到痛性小结。

（三）治疗方法

（1）理筋手法治疗：对腰部、腿部、背部夹脊施以广泛性的理筋手法。在以灶为腧原则的指导下，以弓钳手法，采用切拨法、切按法、揉抹法等进行治疗，使筋结病灶得以初步松解，疼痛得以缓解。

（2）针刺疗法：在理筋手法治疗的基础上，重点对第二至第三、第三至第四、第四至第五腰椎横突之间以及腹股沟气冲外侧点、股外侧皮神经等疼痛形成的结点或结索，分别施以针刺治疗，分次给予固灶行针点刺治疗，视病灶及患者承受的情况，分别给予适当的治疗量。

（3）拔罐治疗：经过理筋手法和针刺疗法治疗后，对一些比较严重的患者，还可以在所针刺穴位的皮肤表面或背部华佗夹脊穴再施以拔火罐治疗，以增加治疗量，缩短病程，促使疾病转归，减轻患者痛苦。

四、不明原因性下肢软瘫

（一）概述

下肢软瘫病因复杂，一般认为该病是一种病因不明的神经元变性疾病，属于痿证中的足挽症，与脏腑、经络、气血及感受外邪关系密切。临床表现主要是两下肢渐进性乏力乃至瘫痪，多伴有肌筋逆冷及萎缩。

（二）症状和体征

1. 主要临床症状

（1）患肢毛孔较常人粗显，下肢厥冷，温度降低，肤色苍白。

（2）肢体肌筋萎软、萎缩，感觉减弱。

（3）主动运动功能降低乃至丧失，步行艰难。

（4）多伴有脏腑虚衰的临床表现，虚衰的五脏当中尤以肝脏、肾脏、脾脏为主。

2. 体征

（1）在小腿后侧的肌筋可查及索样筋结。

（2）髀区筋结病灶常在臀上部形成面性的3个块状结灶，呈"品"字形排列。

（3）股筋区的结灶点于冲脉（即股动脉）外2~3厘米处形成。

（4）腹部深筋（即腹缓筋）呈结块状的肌凝块症，可分别于脐外、第二至第三、第三至第四腰椎横突间触及。

（三）治疗方法

（1）理筋手法治疗：在双下肢、腰臀部、腹部施以理筋手法。在以灶为腧原则的指导下，以弓钳手法，采用切拨法、切按法、揉抹法等进行治疗，使筋结病灶得以初步松解，疼痛得以缓解。

（2）针刺疗法：在理筋手法治疗的基础上，对一些固结难解的筋结病灶增加采用针刺疗法，分次给予固灶行针点刺治疗，视病灶及患者承受的情况，分别给予适当的治疗量。

（3）拔罐治疗：经过理筋手法和针刺疗法治疗后，对一些比较严重的患者，还可以在所针刺穴位的皮肤表面或腰腿部再施以拔火罐治疗，以增加治疗量，缩短病程，促使疾病转归，减轻患者疾苦。

五、股四头肌损伤

（一）概述

由于剧烈奔跑或突然踢物，股四头肌猛地收缩，或由于暴力打、砸、撞等作用于大腿前侧时，均可引起股四头肌损伤。股四头肌损伤后出现局部出血、肿胀、疼痛，使肌肉收缩能力降低，从而影响髋膝关节的屈伸功能。股四头肌损伤严重会造成断裂，甚至发生股四头肌髌骨上缘撕裂，髌骨骨膜也随之撕脱，产生骨膜出血，日久血肿发生机化、钙化、骨化等，引起功能障碍。

（二）症状和体征

1. 主要临床症状

（1）疼痛：患者多有大腿前部的损伤，伤后即出现疼痛。由于伤势轻重不同，疼痛的性质可呈胀痛、跳痛、牵扯样痛或撕裂样痛，疼痛剧烈者可影响患者情绪，以致影响睡眠和食欲，伤处出现不同程度的肿胀。

（2）局部肿胀：皮下瘀血，皮肤青紫，压痛明显，血肿部位可触及波动感。

2. 体征

（1）患者伸膝和抬腿困难，牵拉伤及挫伤患者多有髋关节和膝关节屈伸活动受限而出现跛行。

（2）按股四头肌不同结构成分所分布的部位分别诊查。股内侧肌疼痛多发生于远端，在膝上内侧的该肌附着点，可触到小者如黄豆粒、花生米样结节，大者状如粟粒样的椭球形赘生物1~3个。

（3）股内侧肌远端肌腹呈现紧结、坚实的病理化变性，多同时伴发股外肌的相应病态，成为患者下蹲艰难的常见原因。

（三）治疗方法

根据病患部位及病情，分别以以灶为腧的综合疗法施治。股内侧肌疼痛病例，以其远端病灶为施治重点，同时进行全肌的适当治疗。股直肌筋头炎病例，疼痛多波及阔筋膜张肌及缝匠肌，以大腿近端为施治重点，大腿内外侧理筋同时兼顾。

（1）理筋手法治疗：在胸、腹部施以理筋手法。在以灶为腧原则的指导下，以弓钳手法，采用切拨法、切按法、揉抹法等进行治疗，使筋结病灶得以初步松解，疼痛得以缓解。

（2）针刺疗法：在理筋手法治疗的基础上，对一些固结难解的筋结病灶联合应用针刺疗法，分次给予固灶行针点刺治疗，视病灶及患者承受的情况，分别给予适当的治疗量。

（3）拔罐治疗：经过理筋手法和针刺疗法治疗后，对一些比较严重的患者，还可以在所针刺穴位的皮肤表面或背部华佗夹脊穴再施以拔火罐治疗，以增加治疗量，缩短病程，促使疾病转归，减轻患者疾苦。

第五节 全身性病症的治疗

一、神经衰弱

（一）概述

神经衰弱是以精神和躯体功能衰弱症状为主，以精神易兴奋，脑力易疲劳，常伴情绪紧张、烦恼及紧张性头痛和睡眠障碍等心理生理症状为特征的一类神经症性障碍。这些症状不是继发于躯体疾病和脑器质性病变，也不是其他任何精神障碍的一部分，患者病前可存在持久的情绪紧张和精神压力。由于神经衰弱的症状缺乏特异性，几乎可见于其他神经症，如焦虑症、抑郁性神经症、疑病症、躯体化障碍等，使该病的诊断更加困难。

（二）症状和体征

1. 主要临床症状

（1）衰弱症状：这是该病常有的基本症状。患者经常感到精力不足、萎靡不振、不能用脑，或脑力迟钝，肢体无力，困倦思睡；特别是工作稍久即感注意力不能集中，思考困难，工作效率明显减退，即使充分休息也不足以恢复精力。

（2）兴奋症状：患者在阅读书报或收看电视等活动时精神容易兴奋，不由自主地回忆和联想增多；患者对指向性思维感到吃力，而对缺乏指向的思维却很活跃，控制不住，在入睡前尤其明显。

（3）情绪症状：主要表现为容易烦恼和容易激怒。

（4）紧张性疼痛：常由紧张情绪引起，常有头痛、头重、头胀、头部紧压感或颈项僵硬。

（5）睡眠障碍：入睡困难、辗转难眠，多梦、易惊醒，或感到睡眠很浅，似乎整夜都未曾入睡。

（6）其他心理生理障碍：头昏、眼花、耳鸣、心悸、心慌、气短、胸闷、腹胀、消化不良、尿频、多汗、男性阳痿早泄或女性月经紊乱等。

2. 体征

（1）在头部的睚膈筋区、颞筋区、耳筋区、枕筋区及颈筋区可查及阳性病灶。

（2）在头部、颈部、胸廓及腰背部也可查及肌紧张度增高以至硬结呈块状，触压有疼痛感，可触及粗糙状、索样、团块的结节或痛性小结。

（三）治疗方法

（1）理筋手法治疗：通过手触查清病灶，再根据病症、病情，运用手法进行全身性调理及局部分筋离筋、点穴、转扳等消灶，使筋结病灶得以初步松解，疼痛得以缓解。

（2）针刺疗法：在理筋手法治疗的基础上，对一些固结难解的筋结病灶增加采用针刺疗法，分次给予固灶行针点刺治疗，视病灶及患者承受的情况，分别给予适当的治疗量。

（3）拔罐治疗：经过理筋手法和针刺疗法治疗后，对一些比较严重的患者，还可以在所针刺穴位的皮肤表面再施以拔火罐治疗，以增加治疗量，缩短病程，促使疾病转归，减轻患者疾苦。

二、慢性疲劳综合征

（一）概述

慢性疲劳综合征以疲劳、低热（或仅自觉发热，实际体温并不升高）、咽喉痛、肌痛、关节痛、头痛、注意力不易集中、记忆力下降、睡眠障碍和抑郁等非特异性表现为主的综合征。由于人们在年龄、适应能力、免疫力、社会文化层次等方面所存在的差异，慢性疲劳综合征的表现也错综复杂。

（二）症状和体征

1. 主要临床症状

（1）心理方面的症状：多数表现为心情抑郁、焦虑不安或急躁、易怒、情绪不稳、脾气暴躁、反应迟钝、记忆力下降等。

（2）身体方面的症状：多数患者身体消瘦，但也有少数患者体态肥胖；面色无华，过早出现面部皱纹或色素斑；肢体皮肤粗糙、干涩，脱屑较多；指（趾）甲失去正常的平滑与光泽；毛发脱落、蓬垢、易断等。

（3）运动系统方面的症状：全身疲惫、四肢乏力、周身不适、活动迟缓。

（4）消化系统方面的症状：食欲减退，无饥饿感或偏食，食后消化不良，腹胀；大便形状多有改变，便秘、大便干燥或大便次数增多等。

（5）神经系统方面的症状：精神不振或精神紧张，初期常有头晕、失眠、心慌、易怒等，后期则表现为睡眠不足、多梦、夜惊、失眠等症状。

（6）泌尿生殖系统方面的症状：伴随精神异常可出现尿频、尿急等泌尿系统症状。

（7）感官系统方面的症状：眼睛疼痛、视物模糊、对光敏感、耳鸣、听力下降等。

2. 体征

临床可查到广泛性的筋结病灶。病灶好发于眶膈筋区、颞筋区、颈枕筋区、肩筋区、背腰筋区及肢体。常见大小皱眉肌、前颞肌及颞筋膜、耳肌、项上线的肌筋附着点、颈夹肌、头夹肌、头半棘肌、肩胛提肌、冈上肌、冈下肌、竖脊肌、肩袖肌及关节周的尽筋头等呈现广泛性筋结病灶。

（三）治疗方法

（1）理筋手法治疗：运用理筋手法施以全身性的理筋，使经筋体系的肌筋松解而筋舒络活。针对固结的病灶尤其是尽筋头病灶，施以擀皮理膜、按筋抑痹、揉筋缓节、点穴疗法等理筋治疗，使筋结病灶得以初步松解，疼痛得以缓解。

（2）针刺疗法：在理筋手法治疗的基础上，对一些固结难解的筋结病灶增加采用针刺疗法，分次给予固灶行针点刺治疗，视病灶及患者承受的情况，分别给予适当的治疗量。

（3）拔罐治疗：经过理筋手法和针刺疗法治疗后，对一些比较严重的患者，还可以在所针刺穴位的皮肤表面或背部华佗夹脊穴再施以拔火罐治疗，以增加治疗量，缩短病程，促使疾病转归，减轻患者疾苦。

三、冷　症

（一）概述

冷症是患者自觉手足、下腹、腰部等处有寒冷感，并伴有全身虚弱表现的一种病症。

（二）症状和体征

1. 主要临床症状

（1）手足发凉及寒冷感是冷症的典型症状。

（2）可伴有头晕、头痛等症状。

2. 体征

（1）四肢末梢发凉，寒冷天气时多见紫色斑纹线，面色潮红，颈额比常人多汗。

（2）可查及眶膈筋及颞筋有瘀积性的筋结。

（3）部分患者的小腹部可查到"三线"、"五皱襞"的筋结病灶形成。

（三）治疗方法

冷症患者的经筋疗法，贯彻因人、因病、因地制宜的施治原则。

（1）理筋手法治疗：着重运用轻柔的理筋手法，施以广泛的舒筋活络全身调治方法，使其气调血和，增强机体的整体功能。将经筋诊查发现的筋结病灶如头颈部及小腹查到的结灶，施以消灶解结；针对患者明显出现的临床症状，给予消除症状的对症治疗。

（2）针刺疗法：在理筋手法治疗的基础上，对一些固结难解的筋结病灶增加采用针刺疗法，分次给予固灶行针点刺治疗，视病灶及患者承受的情况，分别给予适当的治疗量。

（3）拔罐治疗：经过理筋手法和针刺疗法治疗后，对一些比较严重的患者，还可以在所针刺穴位的皮肤表面再施以拔火罐治疗，以增加治疗量，缩短病程，促使疾病转归，减轻患者疾苦。

四、病窦综合征

（一）概述

病窦综合征是指由于窦房结或其周围组织（亦可包括心房、房室交接区等）的器质性病变，导致窦房结冲动形成障碍和冲动传出障碍而产生的心律失常综合征，主要以窦性心动过缓、窦房传导阻滞、窦性停搏为主，也可出现心动过缓—心动过速综合征。

（二）症状和体征

1. 主要临床症状

多以心率缓慢所致脑、心、肾等脏器供血不足，尤其是脑供血不足的症状为主。轻者乏力、头昏、眼花、失眠、记忆力差、反应迟钝或易激动等，严重者可引起眼短暂黑蒙、近乎晕厥、晕厥或阿斯综合征发作。

2. 体征

在循环系统有关检查获得诊断确定后，施以经筋查灶法诊查。

（1）常于左胸廓第四胸肋、第五胸肋关节附近及膻中穴发现阳性反应病灶点。

（2）在左胸的竖脊肌、斜方肌或菱形肌的肌筋膜处查及呈条索样结节型的结灶点或痛性小结，触查时有向胸性传导感。

（三）治疗方法

经筋疗法适应治疗病窦综合征的不稳定态势、发作前期及康复过程的机能调节；对于严重病例，宜在进行中西医抢救病情缓解后，加以调节性治疗。治疗的施治方法要因人、因病、因地制宜地选择综合疗法中的单项疗法，或施以综合疗法。

（1）理筋手法治疗：进行头颈、胸背及肢体等部位理筋松解手法，然后在以灶为腧原则的指导下，以弓钳手法，采用切拨法、切按法、揉抹法等具体手法进行治疗，使筋结病灶得以初步松解，疼痛得以缓解。

（2）针刺疗法：在理筋手法治疗的基础上，对一些固结难解的筋结病灶增加采用针刺疗法，分次给予固灶行针点刺治疗，视病灶及患者承受的情况，分别给予适当的治疗量。

（3）拔罐治疗：经过理筋手法和针刺疗法治疗后，对一些比较严重的患者，还可以在所针刺穴位的皮肤表面或背部华佗夹脊穴再施以拔火罐治疗，以增加治疗量，缩短病程，促使疾病转归，减轻患者疾苦。

五、中风后遗症

（一）概述

中风后遗症是指中风后遗存的以半身不遂、麻木不仁、口眼歪斜、言语不利为主要表现的疾病，是一组复杂的症候群，严重影响患者的生活质量。

（二）症状和体征

1. 主要临床症状

（1）麻木：患侧肢体尤其是肢体的末端如手指、足趾或偏瘫侧的面颊部皮肤有蚁爬感，或有针刺感，或表现为刺激反应迟钝。

（2）口眼歪斜：一侧眼袋以下的面肌瘫痪，表现为鼻唇沟变浅、口角下垂、露齿、鼓颊和吹哨时口角歪向健侧，流口水，说话时更为明显。

（3）初期患者肢体软弱无力，知觉迟钝，活动功能受限。

（4）后期肢体出现强直痉挛，病久导致肢体畸形和功能丧失。

2. 体征

（1）偏瘫。

（2）口眼歪斜。

（3）对病变肢体查灶可触及阳性筋结点。

（三）治疗方法

（1）理筋手法治疗：先进行全身性的理筋松解手法，然后以患肢或结节处为重点，在以灶为腧原则的指导下，以弓钳手法，采用切拨法、切按法、揉抹法等进行治疗，使筋结病灶得以初步松解，疼痛得以缓解。

（2）针刺疗法：在理筋手法治疗的基础上，对一些固结难解的筋结病灶增加采用针刺疗法，分次给予固灶行针点刺治疗，视病灶及患者承受的情况，分别给予适当的治疗量。

（3）拔罐治疗：经过理筋手法和针刺疗法治疗后，对一些比较严重的患者，还可以在所针刺穴位的皮肤表面或背部华佗夹脊穴再施以拔火罐治疗，以增加治疗量，缩短病程，促使疾病转归，减轻患者疾苦。

后 记

《中国壮医经筋学》终于和大家见面了。完成了一个重托，积压在心头的压力得以缓解，此刻的我，心情却无法平静。

2006年春末，我听说有一位专门研习壮医经筋疗法的广西籍专家叫黄敬伟，在北京藏医院工作。通过黄汉儒教授的介绍，2007年春天，我邀请了黄敬伟主任医师到学校讲学。在他讲学的几天里，我和黄敬伟主任医师对经筋疗法进行了专门的探讨，并由此结下了机缘。随后的半年，我与黄敬伟主任医师通过不同的途径多次接触，就如何挖掘整理壮医经筋疗法等问题进行了进一步的探讨，发现我们对壮医经筋理论体系的构建、学科建设的研究思路和目标不谋而合。于是决定开展合作研究，对壮医经筋疗法的基础理论和诊治方法进行系统地研究，形成标准化、系统化、规范化、科学化的学术体系，提升壮医经筋疗法的学术地位，使之形成一门完整的学科——壮医经筋学。在此基础上，推动壮医经筋疗法在临床实践中的应用，使更多的人受益于壮医经筋疗法，使壮医经筋疗法能更好地传承和弘扬，为人类健康服务。这也是撰写《中国壮医经筋学》的初衷和愿望。

在《中国壮医经筋学》的撰写过程中，我以黄敬伟主任医师在长期实践中积累的经筋疗法的经验为纲领，不断地将中医经筋理论与壮医经筋疗法融合，经过多年的整理、凝练、提升，逐步构建特色浓厚、内涵丰富的壮医经筋学术理论体系。

随着壮医经筋疗法基础研究的不断深入，临床经验的不断积累，一些新经验、新认识、新成果不断涌现，著作的撰写也进入了关键时刻。然而，2011年6月，时间定格——尊敬的黄敬伟教授离我们而去。惊闻噩耗，我震惊得手中的电话落于地上。我语无伦次："逝世了？逝世了？"在那些日子里，我每每打开电脑，看着书稿发呆，黄老的音容笑貌总在眼前浮现。

在黄老离去后的日子，每当写作遇到问题的时候，我却无法再向黄老请教，只能自己查阅大量古今相关的资料，所以写作进度很慢，在摸索中前进。后来，我得到了黄敬伟主任医师的嫡孙——南宁市黄氏经筋门诊负责人黄雯波医师和嫡孙女——凭祥市黄氏经筋门诊负责人黄芳琴医师的鼎力支持和帮助，并在他们的门诊进行了一系列的临床验证研究工作。经过 3 年多的努力，终于完成了黄敬伟主任的遗愿——出版《中国壮医经筋学》！

　　谨以此书告慰黄敬伟主任医师的在天之灵！并答谢所有在本书撰写过程中给予我关心和支持的同道、同仁、朋友和亲人们！

著　者

2014 年 11 月 18 日

尊敬的林院长:

您好!您认真地抓好经筋成长事业,令我十分感激、钦佩。关于下一步办班、经筋练功方法摄制事宜,现已找到原始资料,附有"加强练功法的一套摄像图片",可供参考。

关于下步要做的具体工作,我提出三点意见:1、经筋练功法解说词,最好让年轻人看过目录及内容之后,抓制说词。2、我手头现有一套经筋查找操作示范图片,原来拟作为"经筋查找法"一书出版,但终未如愿。现考虑我与黄家诊拟制的高级查找法文稿及图片,请您斟酌提些意见。3、我已找到部份"经筋查找论文集"原稿,如若认为作为集成的必要,请您安排处。原稿中有过时出版的搞期,可否考虑修改交重新抓印。

                        仅此敬业 黄敬伟保军 2010年3月26日